宋维波　祝开艳　著

面向智能辅助诊断的心脏信息智能检测方法

化学工业出版社
·北京·

内容简介

本书聚焦心脏智能诊断的前沿技术，系统阐述如何利用深度学习模型挖掘心电图（ECG）、超声心动图（Echo）、磁共振成像等心脏检测数据的深层价值。内容涵盖以下创新性研究方向：心电信号的智能分类与识别；超声心动图目标区域精准识别；多模态心脏信息联合分析；多目标心脏结构协同解析。本书为医学人工智能研究者、心脏专科医师及医疗技术开发者提供一套系统化的心脏信息智能检测方法论。本书可作为高等院校相关专业的教材或教学参考书，也可作为相关领域技术人员的参考书。

图书在版编目（CIP）数据

面向智能辅助诊断的心脏信息智能检测方法 / 宋维波，祝开艳著. -- 北京：化学工业出版社，2025. 11.
ISBN 978-7-122-48980-7

Ⅰ. R331.3

中国国家版本馆 CIP 数据核字第 2025ZY6739 号

责任编辑：赵兰江　　文字编辑：何　芳
责任校对：宋　夏　　装帧设计：张　辉

出版发行：化学工业出版社
（北京市东城区青年湖南街 13 号　邮政编码 100011）
印　　装：涿州市般润文化传播有限公司
710mm × 1000mm　1/16　印张 8¾　字数 147 千字
2026 年 3 月北京第 1 版第 1 次印刷

购书咨询：010-64518888　　售后服务：010-64518899
网　　址：http://www.cip.com.cn
凡购买本书，如有缺损质量问题，本社销售中心负责调换。

定　　价：98.00 元

前言

心血管疾病是全球范围内威胁人类健康的主要疾病之一，其精准、高效的早期诊断对临床干预和预后改善具有重要意义。传统心脏生理信息检测方法高度依赖医生的经验判断，存在诊断周期长、主观性强、复杂病变识别效率低等问题。近年来，人工智能技术的突破性进展为心脏智能辅助诊断提供了全新范式。深度学习凭借强大的特征学习与模式识别能力，正逐步实现对心电信号、超声图像等多模态心脏生理信息的自动化解析，显著提升了诊断的准确性与时效性。

本书聚焦心脏智能诊断的前沿技术，系统阐述如何利用深度学习模型挖掘心电图、超声心动图、磁共振成像等心脏检测数据的深层价值。内容涵盖以下创新性研究方向。

（1）心电信号的智能分类与识别　针对一维时序信号识别中并行处理困难、长程依赖建模不足等问题，提出基于前置卷积的时间网络模型，通过深层特征提取与大范围感受野设计增强信号记忆能力；创新性地将心电信号转换为二维图像表达，构建快速目标检测网络，实现单心拍完整分析与逐波形细化识别，显著提升心电辅助诊断效率。

（2）超声心动图目标区域精准识别　针对超声图像区域识别中的冗余计算问题，设计密集像素检测网络模型，在临床标准心尖四心腔视图下，精准分割舒张末期与收缩末期左心室区域，实现关键功能参数（如射血分数）的自动化提取，为心功能定量评价提供可靠支撑。

（3）多模态心脏信息联合分析　突破单源数据局限，首创心电-超声多源信息识别模型。通过同步采集心电图与多普勒血流频谱图（二尖瓣、主动脉瓣、肺动脉瓣），实现左心房左心室、左右心室及左心室内运动协调性的联合量化分析，为复杂心脏疾病的机制解读提供多维依据。

（4）多目标心脏结构协同解析　拓展至心脏超声与磁共振成像，构建多目标区域识别模型，同步分割心室、心房、心肌等关键结构，实现全心脏三维参数的可视化输出，助力结构性心脏病（如心肌病、瓣膜病）的精准评估。

本书为医学人工智能研究者、心脏专科医师及医疗技术开发者提供一套系统化的心脏信息智能检测方法论。本书可作为高等院校相关专业的教材或教学参考书，也可作为相关领域技术人员的参考书。通过算法创新与临床实践的深度融合，推动辅助诊断系统向高效化、精准化、可解释化方向发展，最终服务于心血管疾病诊疗水平的全面提升。

书中成果融合了团队在医学人工智能领域多年的研究积累。谨以此书献给所有致力于心血管健康事业的同行者，期待与读者共同探索智能医疗的广阔未来。

我们尽可能规范化编写，由于编写时间仓促，水平有限，难免有疏漏之处，恳请广大读者和专家批评指正。

宋维波　祝开艳

2025 年 6 月

目录

·第1章·
绪 论

1.1 研究背景及意义

在中国2010—2019年主要死亡原因构成比重统计中（图1.1），心脏疾病导致死亡的比重高居排行榜前列，仅次于恶性肿瘤导致死亡的比重。《中国统计年鉴2020》显示[1]，近十年，中国社会的人口结构发生了变化，总人口数量不断增加，从13.41亿增长到了14亿。虽然人口基数持续增长，但在2010—2019年国内心脏疾病平均粗死亡率统计中[2]（图1.2），心脏疾病导致的病死率仍呈现上升趋势。

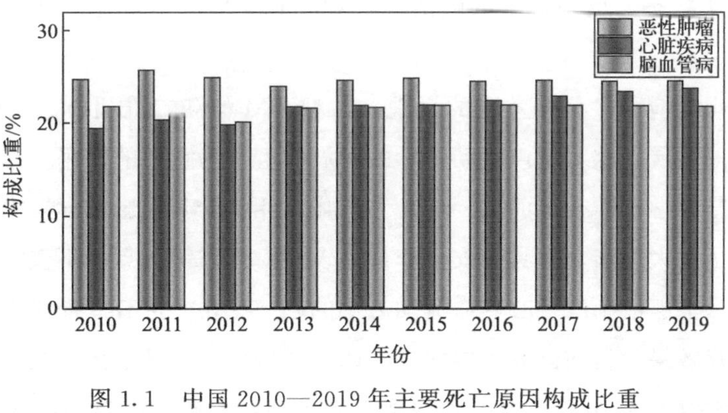

图1.1　中国2010—2019年主要死亡原因构成比重

同时，《中国心血管病报告2018》[3] 指出，中国居民的生活方式和饮食习惯发生了巨大的变化，患有心血管疾病的人群呈现低龄化趋势，强调心血管疾病形

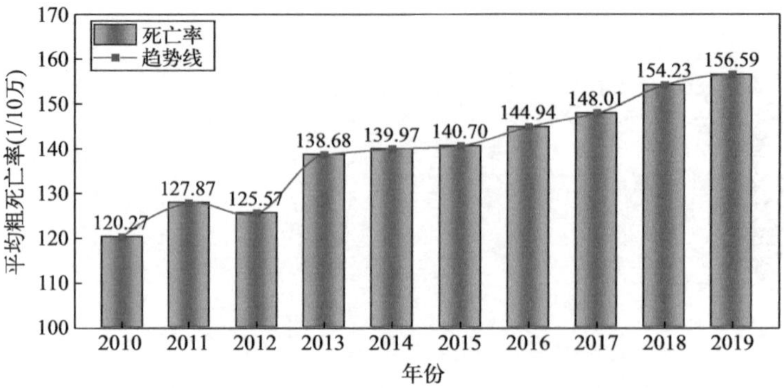

图 1.2 中国 2010—2019 年心脏疾病死亡率趋势

势严峻，应该对各种常见的致病因素提早预防、治疗和控制，避免死亡率增加[4]。因此需要心脏疾病相关的智能检测技术不断创新，提高疾病早期的检出率和术后的治愈率，有效提升心脏疾病的临床诊断效果，改善患者的生活质量。

目前在心脏疾病诊疗方面，广泛应用在临床实践中的心脏检查技术包括心脏电生理、超声心动图等[5,6]。国内主流医院设立的电生理科室都配有先进的仪器设备和经验丰富的专家团队，以满足检查治疗的需求。在心脏电生理技术中，最基本的研究是理解心肌细胞的极化过程并考虑两种主要的电位形式即静态电位和动作电位，心肌细胞的兴奋将产生并传播电活动。动作电位是从微观角度出发，研究单细胞膜的内、外电位差；而心电图（electrocardiogram，ECG）是从整个心脏的宏观生物电现象出发，对心肌细胞膜外的电位在人体表面的整体描述，因此在心脏电生理特性基础上分析心电图具有临床意义[7]。心电图可以清楚地显示心脏的健康状态，反映心脏的电活动，对心脏疾病的早发现、早预防和早治疗的意义明显。

随着压电效应、多普勒效应的发现，A 型、M 型和二维超声心动图等超声技术有了很好的发展，这对超声心动图学的发展起着极为重要的作用。在现代心脏病学中，医学影像学诊断技术的重要性尤为凸显，相比于其他影像学技术，超声心动图技术取得了很大进步，其具有安全非侵入、实时成像等优点，不仅能探测心脏结构形态，而且能够清晰展现心内血流动力学的趋势变化，可有效提高心脏相关疾病的诊断、治疗效果。目前已成为国内外临床广泛应用的影像学技术之一[8]。

在实际临床应用中，心电图和超声心动图两种检测手段对心脏疾病的诊断至关重要[9,10]。通过判断心电图以及超声心动图表达的多样性信息，进而开展临床医疗活动。然而，对心电图及超声心动图的准确分析需要专业医生长期的诊断经验积累，也使得临床诊断效率受到制约。随着人工智能的快速发展，为了缩短诊断的时间，提高诊断的效率，基于深度学习的智能化诊断手段逐渐应用在医疗领域。本文将深度学习引入心脏信息的智能识别中，以心电图及超声心动图反映出的心脏信息为研究对象，围绕如何通过核心算法检测常见心脏疾病为目标，开展研究工作。研究内容对临床心脏疾病诊断具有实际意义。

1.2　心脏疾病智能辅助诊断研究现状

近年来，随着计算机技术的成熟和发展，计算机辅助诊断技术在医疗相关领域取得了飞速的发展，在智能辅助分析等方面起到了促进作用。尤其是现阶段，在国内外对新型心脏疾病诊断仪器的硬件技术不断提升的同时，也重点关注心脏信息智能诊断技术的研究，将深度学习的新技术充分融入临床心脏疾病信息的处理中，从而获得更深层面的智能化应用。研究方向从仪器层面包含心电图、心脏超声和 CT 等，到疾病层面包含疾病部位的识别、多样性分类等细化问题。临床中，不管是在初期的筛查，还是术中的监测，甚至术后的复查等各环节，常采用集成有信号预处理、目标识别、参数测量和疾病特征分类等辅助功能的检查仪器，这使得临床心脏疾病信息检测性能得到了有效提升，也为医生临床决策提供了重要帮助。与传统的人工诊断方式相比，在降低漏诊率、提高工作效率等方面效果显著。

1.2.1　基于支持向量机的信号识别方法

支持向量机（support vector machine，SVM）在医学领域的信息分类与疾病诊断中被广泛应用。当前针对心血管疾病，医护人员的常规诊断方法是通过肉眼分析 ECG 展现的波形来判断心脏的功能，所以医疗系统中对 ECG 数据进行自动处理和分类非常有用。

为了有效地分类心律失常，Venkatesan 和 Karthigaikumar 等[11] 利用 ECG 信号进行研究，提出了基于小波变换预处理和支持向量机分类的心律失常检测方法，对正常对象和异常对象进行二分类。Raj 和 Ray[12] 提出了一种有效表示 ECG 信号的方法。在低维空间中利用主成分分析进一步降低了这些时频特征，将其作为 ECG 信号的形态特征。计算 RR 间隔动态特征信息并将其与形态特征相连接，利用 SVM 对 ECG 信号进行分类。对 16 种最常见的心律失常的 ECG 数据，分类的整体准确性效果好。Vadim 和 Yael[13] 针对心房颤动（房颤）分类诊断，将短时心电图分为四类，主要基于心电图各波形识别，将计算时频域特征等参数作为 SVM 的输入进行分类。Shdefat 和 Joo 等[14] 提出了以识别 RR 区间为预处理步骤，利用 SVM 对心电图进行正常和异常分类。其中采用了自适应阈值方法计算样本心率，实验结果表明分类效果良好。El-Saadawy 和 Tantawi 等[15] 使用离散小波变换分解心跳片段结合主成分分析降低小波系数，使用 SVM 进行心电信号五分类，用 MIT-BIH 数据库验证的平均准确度为 96.35%。Li 和 Zhang 等[16] 提出了一种基于小波去噪与遗传算法融合 LSTSVM 的多分类器方法，实现心脏疾病信息的快速识别分离。

充血性心力衰竭是由于心脏的舒张或者收缩能力下降，使得心排血量不能满足血流供给的一种严重心脏疾病表现。需要早期发现、及时治疗，避免心功能不全的症状继续加重。可以利用心电图对充血性心力衰竭进行诊断，Liao 和 Chiu 等[17] 提出了相对短时的 ECG 波形和 SVM 分类器对充血性心力衰竭进行分类的方法。Bhurane 和 Sharma 等[18] 提出了一种使用频率局部滤波器组对心电图信息进行识别，结合二次支持向量机，实现检测充血性心力衰竭的方法，从已建立的公共数据库中选取实验数据，并将心电信号分割成 2 秒短时片段进行实验。

冠状动脉疾病是全球范围内比较常见的心血管病之一。其在疾病形成初期没有明显临床症状，直到疾病发展到晚期才有症状。因此，Dolatabadi 和 Khadem 等[19] 提出了一种提取 ECG 中的心律变异性信号，自动识别正常和冠状动脉疾病的方法。从心律变异性信号的时域、频域和非线性域中提取特征。使用主成分分析降低计算复杂度，并用于两类数据的特征分类。

心肌梗死容易出现心力衰竭、猝死或心律失常等并发症。在此类疾病的心电图检测中，通常将多导联的心电信息联合使用。Dohare 和 Kumar 等[20] 提出了基于 SVM 分类器的 12 导联心电图系统检测心肌梗死的方法。该方法检测所有 12 导联 ECG 中的波成分和波间隔，具体参数包括 P 波、QRS 波群、ST-T 段和 QT 间隔。使用 SVM 作为分类器进行测试。心肌梗死检测的准确度达到 96.66%。考虑到心肌梗死的心电图中常伴有 ST 段改变，Zhang 和 Li[21] 提出将 12 导联 ECG 信号的 ST-T 段合成为整体波进行分析，利用 SVM 作为识别心肌梗死疾病的分类模型。

超声影像技术在心脏病诊断中的作用非常重要，越来越多的研究人员针对超声心动图的诊断进行研究，从不同位置采集到的超声截面图反映了不同的心脏结构和重要功能信息。Sudarshan 和 Ng 等[22] 利用超声心动图作为样本，对左心室梗死进行分类。从胸骨旁短轴和心尖四心腔横截面超声心动图提取心脏特征。采用固定小波变换（SWT）方法提取图像中各特征参数，将其合并、排序，送入

SVM分类器。Gao和Li等[23]提出了检测超声心动图以确定二尖瓣反流（MR）的严重程度，利用SVM、线性判别分析和模板匹配技术作分类器，结合纹理描述评估MR严重性。Archana和Reddy[24]提出利用多支持向量机对超声心动图中心脏赘生物鉴别方法，对目标进行轮廓识别，最后利用支持向量机进行分类。

1.2.2 基于人工神经网络的信号识别方法

人工神经网络（artificial neural network，ANN）是人工智能领域中的研究热点之一。其研究工作不断深入疾病诊断的各个方面，已经取得了显著效果。利用计算机辅助诊断方法对不同类型的心律失常进行分类，参数识别包括幅度、持续时间和形态的微小变化等信息。在心肌病中，心肌病的恶化引起心肌肥大，心脏功能变弱，导致无法保持正常的心脏电生理节律和输送血液。Begum和Ramesh[25]使用前馈反向传播技术用于自动诊断心肌病。结果表明，该方法识别健康情况的准确度为98%，识别心肌病的准确度为85%。Roza和Almeida等[26]提出了一种方法即从ECG信号中，利用人工神经网络和特征提取方法来识别心律失常数据和室上性心律失常数据。分析了四个特征即心律、R峰均方根、RR峰方差和QRS复杂标准差。提出的方法在鉴别心律不齐数据时效果理想。早期正确识别心律失常对于检测及更好地治疗心脏病很重要。Pandey和Janghel[27]研究了三种不同的ANN模型，对健康和心律不齐分类，使用经过训练的反向传播前馈神经网络、递归神经网络和径向基函数网络，对12导联ECG信号数据进行特征提取。Dewangan和Shukla[28]开发了基于离散小波变换和人工神经网络的分类器，用于预处理和特征提取，从而提高了基于神经网络的分类性能，该模型可实现心律失常五分类。Taha[29]提出了一种融合平稳多小波变换和人工神经网络算法的心电信号分类算法。在利用ANN算法进行分类之前，采用平稳多小波变换和最小平均最大策略计算信号的有用特征，减少了尺寸空间，并降低了分类系统的复杂性。与SWT-ANN、MWT-ANN和PCA-ANN相比，该方法的结果具有优越性。Abdalla和Wu等[30]提出非线性和非平稳分解的ECG心律失常分类。使用具有自适应噪声的完整集成经验模式分解来获得固有模式函数。研究发现CEEMDAN和ANN具有可行性。

为了减少心脏图像的分割时间，提高医疗诊断效率。Shakeel和Baskar等[31]利用了前馈人工神经网络和模糊多尺度边缘检测来分割超声心动图图像。Upendra和Ranaweera等[32]将图像处理技术和人工神经网络结合，从超声心动图中提取左心室收缩期内径和左心室舒张期内径，将这两个参数值用于计算射血分数，并作为前馈反向传播神经网络的输入，对超声心动图中左心室的正常和异常收缩功能二分类。

1.2.3 基于深度学习的信号识别方法

计算机辅助诊断的发展需要把人工智能技术应用于医疗诊断活动中，以提高诊断成功率。目前，被广泛研究的深度学习技术（deep learning，DL）在许多领域都取得了成功的应用，充分体现了人工智能技术的先进性，同时也降低了提取信号特征的时间和人力成本。尤其是深度学习技术在解决医疗数据分析和疾病预测、诊断、预后评估问题中发挥了极大的优越性。这方面的研究目的是研究如何通过核心算法智能处理一维时间序列信号、二维图像信号及视频流信号，从而提出具有实际意义的临床疾病诊断方法。

由于 ECG 信号的幅值和单次传导周期持续时间较小，因此用肉眼解释 ECG 信号容易导致误诊现象发生。在现代医学应用中，将一维心电信号作为研究对象，Pyakillya 和 Kazachenko 等[33] 提出使用卷积层进行特征提取和 FCN 层进行最终决策的信号分类结构。尽管针对心律失常分类方法的研究众多，但是在处理不平衡的数据集时，它们在检测不同的心脏疾病方面仍然存在问题。此外，Mousavi 和 Afghah 等[34] 提出了基于深度卷积神经网络和序列到序列模型的自动心跳分类方法，来解决当前分类方法的局限性。而 Zhang 和 Zhou 等[35] 提出了一种基于小波域多分辨率的卷积神经网络方法。该方法将随机选择的信号段转换到小波域，实现多分辨率时频表示的同时平均识别率达到较高水平。

有研究表明针对导联类别和导联数量的心脏疾病诊断方法具有实际意义。除了分析常用的Ⅱ导联心电信号外，Banerjee 和 Mitra 等[36] 用Ⅲ导联心电信号进行研究，并发现了心肌梗死 ECG 和正常 ECG 信号在 Q-T 段存在形态差异。Wu Z 等[37] 提出了一种基于深度信念网络（DBN）的心律失常分类方法。将两种受限玻尔兹曼机堆叠成 DBN 进行特征学习，使用反向传播进行监督微调，用以对心律失常四分类。随后，Mathews 和 Kambhamettu 等[38] 提出了使用受限玻尔兹曼机和深度置信网络组合架构，用单导联心电信号检测室性和室上性心律。实验结果表明，采用 MIT-BIH 数据库的 ECG 信号，通过选择适当参数对心室异位搏动和室上性异位搏动进行识别，平均识别准确度分别为 93.63%、95.57%。还有研究人员使用全部 12 导联信号，进而找出单个或者多个导联采集到的信号与疾病之间的联系。基于 12 导联的心电图广泛用于心肌梗死诊断，该数据具有两个独特的属性，即综合性和特异性。心肌梗死会对心肌造成不可逆转的损害，快速而准确的诊断方法可以降低病死率。Baloglu 和 Talo 等[39] 提出了一种在标准 12 导联 ECG 信号方面具有端到端结构的卷积神经网络模型用于诊断心肌梗死。在不考虑人工特征提取的情况下，实现了每个导联信号有效分类。Acharya 和 Fujita 等[40] 提出了利用卷积神经网络算法，使用带噪声和去除噪声的 ECG 信号，对所有 12 条导联的 ECG 信号自动分类，识别正常和心肌梗死两类 ECG 信号，得到的平均准确度分别为 93.53%和 95.22%。另外，该团队提出了可以使用 12 导联 ECG 信号，通过比较研究不同导联心电图进行自动检测和定位心肌梗死的方法。Liu 和 Meng 等[41] 提出了一种将 12 导联心电图分为 9 类的算法。用深层卷积神经网络来检测 ECG 中的特征。实验结果实现了 81%的准确度。Liu 和 Huang 等[42] 提出了一种多特征分支卷积神经网络（MFB-CNN），用于对心肌梗死自动检测和定位。网络中每个独立特征分支都包括独立的卷积和池化层对应于各自导联，应用全连接的 Softmax 层汇总所有特征分支，确定最终的诊断结果。

心电信号的时间长短对疾病的诊断结果可产生重要影响，例如：在房室传导阻滞疾病诊断过程中，需要考虑长程心电信号才能确诊，仅凭一个心脏传导周期，无法满足诊断要求。因此有人针对不同时间长短的心电信号进行研究。Acharya 和 Fujita 等[43] 设计了 11 层深的卷积神经网络模型来自动检测可能存在心律不齐的 ECG 片段。分别使用持续时间为 2 秒和 5 秒的 ECG 信号进行分析，获得的准确度分别为 92.50%和 94.90%。Yildirim 和 Pławiak 等[44] 提出了一种基于 10 秒的 ECG 信号片段，分析涉及 17 个类别的心脏疾病信息识别方法。该方法使用深度一维卷积神经网络模型进行识别，总体准确度达到 91.33%。Fan 和 Yao 等[45] 提出了一种深度卷积神经网络识别房颤的方法。实验结果表明，从单导联中采集时长 5～20s 的 ECG 信号片段，实现了较好的分类性能。Sannino 和 Pietro[46] 提出用 7 个隐藏层的深度神经网络（DNN）进行心律失常检测分类，在 Tensor Flow 框架下验证方法的有效性。随后，Hannun 和 Rajpurkar 等[47] 利用深度神经网络，通过分析具有长时程特性的动态心电图对 12 种心律信号进行分类。研究发现模型可以对明显的心律不齐进行分类，其诊断性能与心脏病专家水平相似。Nurmaini 和 Partan 等[48] 提出了一种基于深度自动编码器（DAE）和深度神经网络结构的分类方法，将该模型用于分析来自 ECG 信号的 10 类不平衡数据。Khatibi 和 Rabinezhadsadatmahaleh[49] 提出了一种基于深度学习和 K-NN 结合的方法，用于心跳分类和心律失常检测。

在序列信号分析中循环神经网络（RNN）体系结构使用广泛。Wang 和 Zhang 等[50] 提出了一种全局可更新循环神经网络（GRNN）分类方案。算法通过自动学习将信息最丰富的心搏合并到训练集中，并在系统数据集中更新，实现对多个不同患者的样本进行分类。Yildirim[51] 提出了一种基于深度双向 LSTM 网络结合小波序列的模型（DBLSTM-WS），对心电图信号进行分类。其过程包括生成基于小波层的 ECG 信号序列，将 ECG 信号分解为不同比例的子频带并作为 LSTM 网络输入。对 MIT-BIH 心律失常数据库中获得的五种不同类型的心搏进行了实验研究。此外，Tan 和 Hagiwara 等[52] 提出了利用长短期记忆（LSTM）网络和卷积神经网络自动诊断冠状动脉疾病的方法。Chauhan 和 Vig[53] 利用具有长短期记忆单元的深度循环神经网络（deep LSTM）架构来研究 ECG 信号的预测模型。其特点是 ECG 信号可以直接馈入网络，而无需复杂的预处理技术。结果表明模型对 MIT-BIH 提供的心律失常数据进行检测是可行的。Jia 和 Zhao 等[54] 提出一种多模态深度学习技术在变长心电图上检测Ⅰ度房室传导阻滞（Ⅰ-AVB）的方法。系统主要由卷积神经网络和长短期记忆模型组成，以适应变长的 ECG 信号，实现从 12 导联心电图记录中有效检测Ⅰ-AVB。心房颤动（AF）是心律不齐的主要类型之一，因此对于早期检测至关重要。Sujadevi 和 Soman 等[55] 分别研究了 RNN、LSTM 和 GRU 的循环神经网络方法，用于在给定的心电图中更快地检测出房颤。Xu S 等[56] 提出了一种改进的循环神经网络模型，实现了串行数据并行处理功能的循环神经网络（P-RNN）结构。对现有多通道信号形式下的 RNN 串行处理模式进行了改进，这种方法保持了信号特征之间的关系并减少了其信息的丢失，提高了算法识别能力。

对心电信号波形的主要参数进行研究可以有效地判断疾病的种类。患有急性冠脉综合征（ACS）的患者严重情况下存在死亡的风险。早期发现可以减少对心脏组织的损害。Xiao 和 Xu 等[57] 发现心电图的 S-T 段显著变化是一种检测心肌缺血进而判断 ACS 的重要方法。利用卷积神经网络提高检测 S-T 段改变的准确性。Abrishami 和 Campbell 等[58] 利用深度学习技术定位心电图上关键波的位置，包括 P 波、QRS 波和 T 波等。在心电图信号中 QRS 复合波具有明显的特征，对其进行分析至关重要。Mitrokhin 和 Kuzmin 等[59] 提出了一种以 QRS 波为检测目标的心电信号分析方法。用两种网络模型对实验中带噪声与非噪声两类信号进行训练测试。实验结果表明，具有较少节点数量的网络对 QRS 波的识别效果更好。Xiang 和 Lin 等[60] 提出了使用两级卷积神经网络及多层感知器（MLP）的自动 QRS 复合波检测方法，对充血性心力衰竭进行检测。尽管已经实现了很高的准确度，但其在不同条件下的鲁棒性难以保证。为了提高鲁棒性，Chen 和 Liu 等[61] 提出基于 RR 间隔的自动编码器融合深度学习检测充血性心力衰竭。首先使用自动编码器从原始信号的RR间隔中提取特征，然后构建组合深度神经网络模型。结果表明该模型准确度可用于临床实践。

利用超声心动图检测技术测量心脏相关参数通常包括左心室舒张末容积、射血分数和二尖瓣环平面收缩期偏移（MAPSE），这些检查既耗时又高度依赖操作者的经验和技术能力。所以将深度学习技术应用于超声图像自动测量心脏参数，发现心脏疾病具有临床意义。Dezaki和Liao等[62]提出了密集门控循环神经网络在超声心动图中的心脏相位检测方法。用基于卷积神经网络和循环神经网络结构提取图像特征。研究DenseNet和ResNet组合架构，其性能优于四种常见循环网络架构即LSTM、双向LSTM、GRU和Bi-GRU。Østvik和Smistad等[63]提出了用U-Net类型的卷积神经网络对心肌组织进行分类，并根据左心室长度和心室方向将其划分为语义测量核。经胸超声心动图检查是诊断心脏病的最常见影像学检查方法，每个视图都可以显示出心脏解剖结构的特定区域。Vaseli和Liao等[64]提出一种对12种标准超声心动图进行分类的高准确度轻量级深度学习模型，分析了VGG-16、DenseNet和Resnet三种常见架构，以训练一组轻量级模型，进行实时超声诊断。

经食管超声心动图是评估二尖瓣的常用工具，非常适合心脏干预治疗。Andreassen和Veronesi等[65]引入了一种用于二尖瓣环自动分割的方法。利用左心室中心线的对称性，训练一个深层的二维卷积神经网络对二尖瓣环的坐标进行预测，经实验得出，平均误差为2.0mm，标准偏差为1.9mm。二尖瓣环的全自动分割可以减轻二尖瓣环参数阵列量化中的手动交互需求。超声心动图是评估冠状动脉疾病患者左心室室壁局部运动的普遍方法。但是，常规的壁运动评估是依据人工经验主观判断。利用深度学习方法对区域壁运动异常自动检测有临床意义。Kusunose和Abe等[66]研究的目的是证明深层卷积神经网络（DCNN）可以自动将冠状动脉梗死区域组与常规的二维超声心动图区分开。研究结果表明DCNN方法具有从超声心动图中自动诊断心肌缺血的可能性。

心血管疾病通常与左心室功能减弱高度相关，这可以通过经胸超声心动图（TTE）测量心室射血分数来评估。目前，射血分数是通过手工绘制舒张期和收缩期的左心室区得到的。为了有效解决临床中对左心室的分割依赖于有经验的医生手工完成这一现状。Smistad和Ostvik等[67]提出了基于深度神经网络的二维超声心动图全自动实时射血分数和MAPSE测量，目的是从心尖的四心腔（A_4C）和两心腔（A_2C）视图中正确分割左心室区域。Silva等[68]提出了基于3D卷积神经网络（3D-CNN），对经胸超声心动图的射血分数分类。Jafari和

Girgis 等[69] 提出了一种将深度循环全卷积网络与光流估计相结合的方法，从心尖四心腔视图中分割左心室。实验表明在 A_4C 模式下，该系统对左心室分割的平均 Dice 评分为 92.7%。

1.3 心脏电生理知识

在心脏电生理技术研究中最基本的研究对象是心肌细胞，作为可兴奋性细胞，其生理功能通过收缩运动体现，而电活动则是其兴奋性的表现形式。动作电位的产生与传导构成心肌电生理基础。在器官层面，心脏电活动呈现为心电图特征；在细胞层面，则表现为跨膜动作电位。所有正常或异常的心电现象均源于心肌动作电位变化，这使得研究动作电位成为解析心脏兴奋机制的核心课题。这种电信号的产生涉及复杂的离子流动机制，不同离子通道特性及其时序激活规律共同决定了动作电位的形成过程。

基于上述理论，心肌细胞的极化过程涉及 5 种状态，见表 1.1。从微观角度，膜极化的过程可通过物理学中的电偶极子模型理论解释为距离很近的等量异号电荷组成的系统。

表 1.1 心肌膜极化过程

状态名称	膜极化过程示意	说明
1. 极化平衡初始	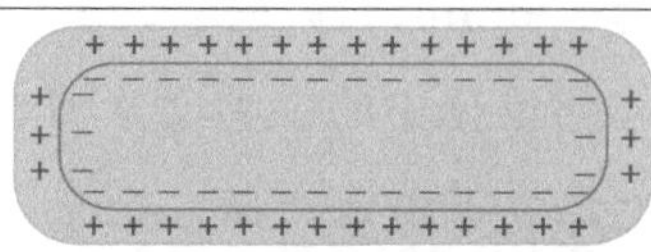	电荷内外分布均衡，心肌细胞内无电偶极子
2. 极化消除进行	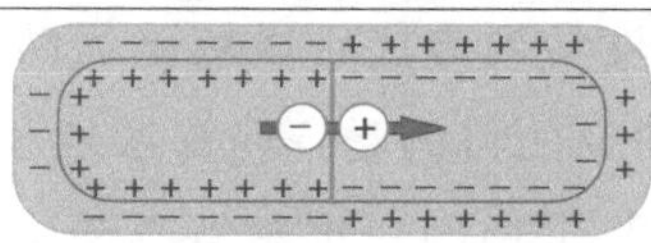	电偶极子逐渐形成，按照箭头方向进行极化消除
3. 极化消除完成	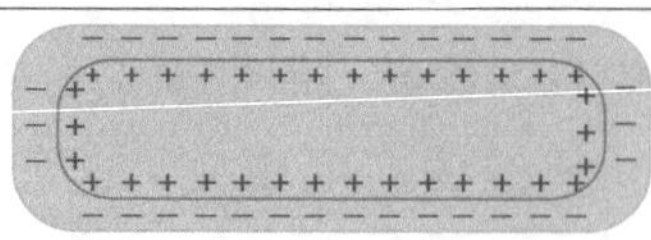	电荷均衡反向，电偶极子消失
4. 极化恢复进行	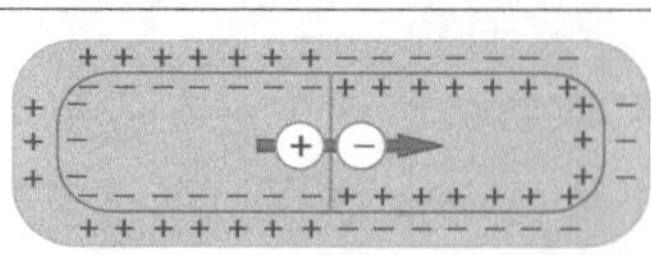	电偶极子逐渐形成，按照箭头方向进行极化恢复
5. 极化恢复初始完成	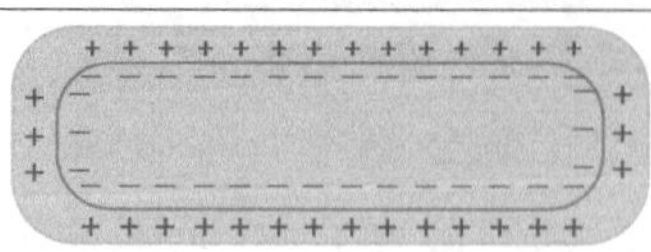	电荷均衡，心肌细胞内无电偶极子，进入初始状态

心肌细胞膜内外离子浓度差异产生的电势差是驱动离子移动的主要动力，而通道开放是实现离子跨膜运输的必要条件。心肌细胞膜表面分布着多种选择性离子通道，包括 Na^{+}、K^{+}、Ca^{2+} 及 Cl^{-} 通道等。这些通道具有严格的离子选择性，只有在激活开放状态下才能允许相应离子通过。

心脏电生理分析过程主要考虑两种电位形式即静息电位和动作电位，如图 1.3 所示。静息电位的主要特征是，在心肌膜分界处以 K^{+} 离子的外渗透为主，同时伴有 Na^{+} 泵活动及 Na^{+} 内渗透过程。动作电位主要包括去极化和复极化过程，包括 5 个时期即 0～4 期，不同时期形成的离子流动体现了心肌细胞的一个完整受激动过程。心室肌细胞的膜电位变化过程如图 1.4 所示，其中，0 期是快速去极化期，其电位幅值变化为从 −90mV 垂直上升到 30mV，耗时为 1～2ms；1 期为快速复极化初期，其电位幅值变化为从 30mV 下降至 0mV，耗时 200～300ms；2 期为平台期，电位幅值稳定在 0mV 左右，耗时 100～150ms；3 期为复极化末期，其电位幅值变化为 0mV→−90mV，耗时 100～150ms；4 期为静

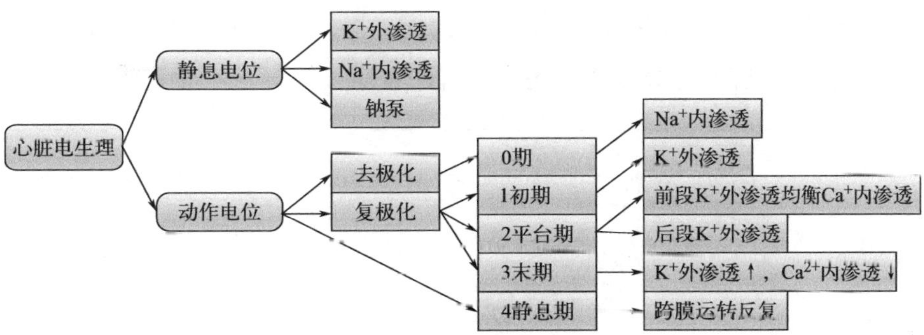

图 1.3　心脏电生理过程

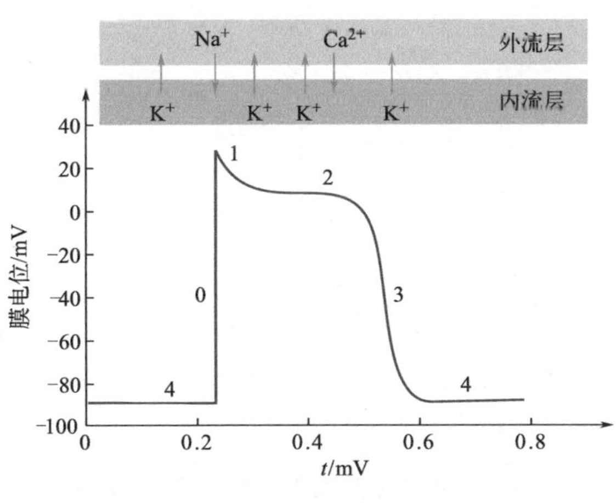

图 1.4　心室肌动作电位及常见离子流动

息期，电位幅值稳定在静态，为下一次受激励做准备。在上述各期间，同时伴有常规 Na^{+}、K^{+}、Ca^{2+} 向心肌细胞膜内外渗透。

1.4 心电图理论

1.4.1 心电图导联

心电图（ECG）是一种用来记录心脏电活动的非侵入性诊断工具，通过捕捉每次心动周期产生的电信号来帮助医生了解心脏的功能状态。这些电信号由心电图机接收，并被转化成可视化的图形，即心电图。

心电图导联数是指心电图机所能同步记录和显示心电信号的通道数量。传统的心电图通常使用 12 个导联，它们能从不同角度展现心律，有助于医生对心肌缺血、心律失常等问题进行全面评估。在输出打印时，根据具体要求确定输出数量和打印数量。分同步打印与顺序打印，单道、3 道、6 道、12 道，打印时输出布局方式可选择。6 道心电图机也可以打印出 3 道，12 道心电图机可以打印出 6 道和 3 道等。常见的 12 导联心电图输出打印布局（3×4 式）如图 1.5 所示。

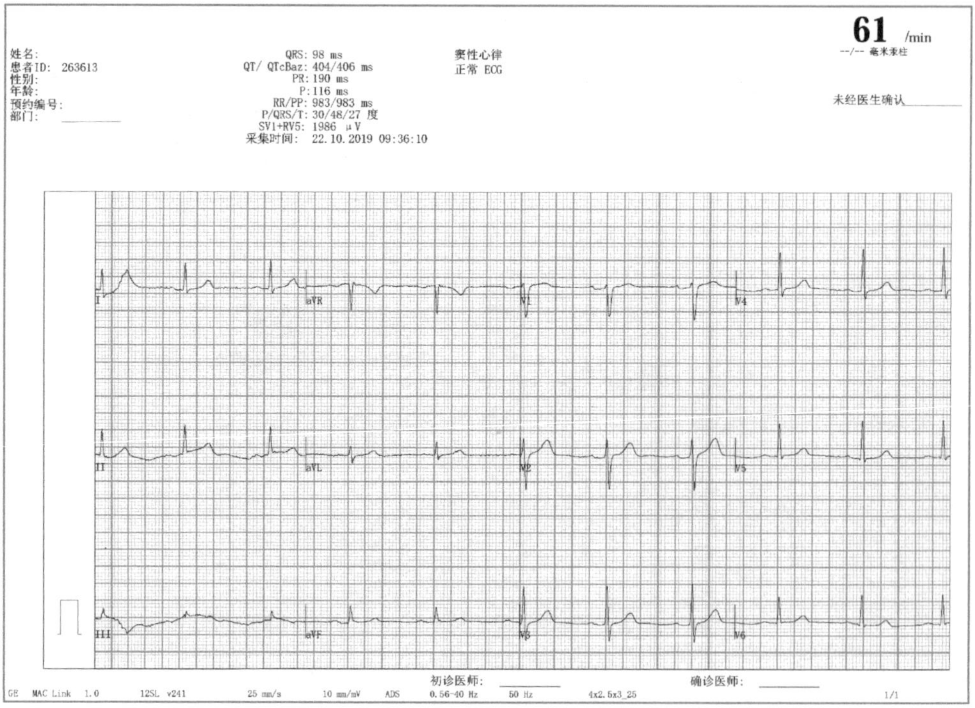

图 1.5　3×4 式的 12 导联心电图输出打印布局

此外常见的布局形式如表 1.2 所示，其他多种形式的输出布局不一一列举。可根据实际需求输出导联数。

表 1.2　常见的心电图布局形式

序号	图例	名称
1	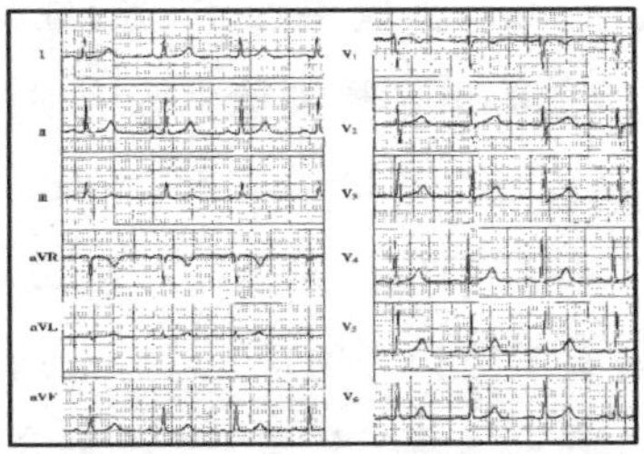	6×2 式
2	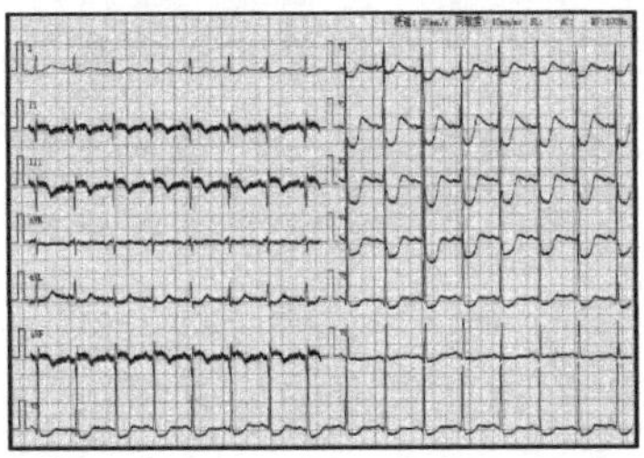	6×2+1 式
3	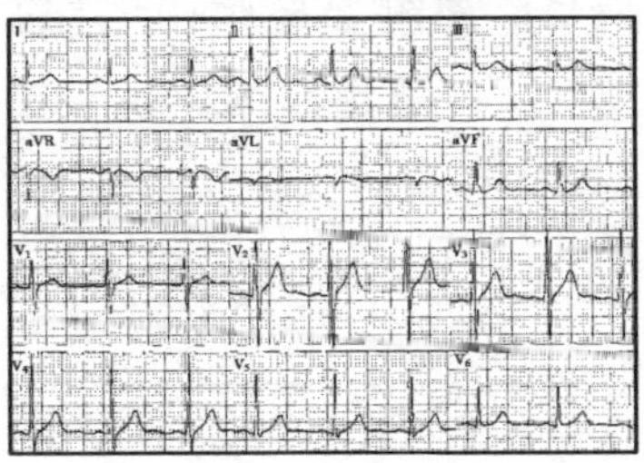	4×3 式
4	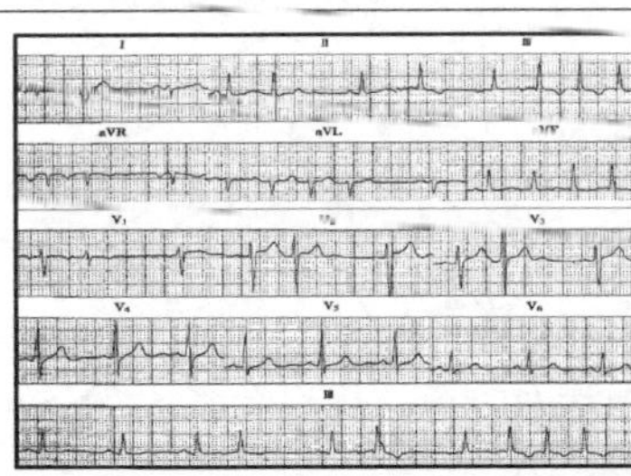	3×4+1 式
5	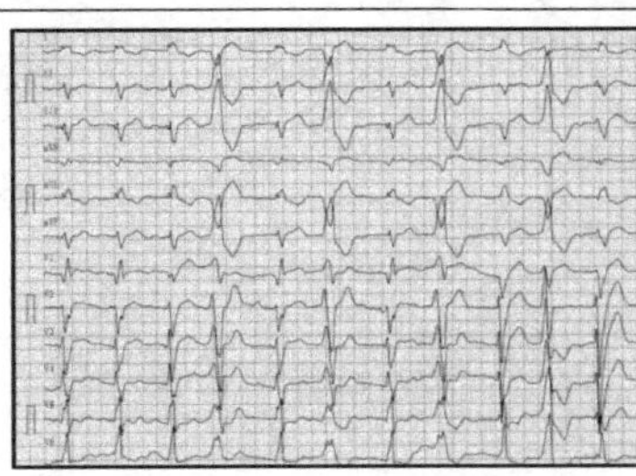	12×1 式

除了标准 12 导联外，还出现扩展的导联系统，如 15 导联、18 导联甚至更多的导联配置。例如，15 导联系统在 12 导联的基础上额外增加了三个导联，使得监测范围更广，能够提供更详细的信息。这对于某些特定的心脏病症诊断非常有帮助，比如用于检测心肌梗死的区域或复杂的心律失常。此外，还有 24 导联甚至 32 导联的心电图系统，它们可以提供更加详尽的数据，尤其是在研究或者复杂临床情况下。这些高导联数的心电图机器能够为心脏的各个部位以及它们的相互关系提供更丰富的信息，从而提高诊断的准确性和深入性。

心电图机的导联数越多，其提供的信息越全面和细致，有助于医生进行更准确的诊断。但是，在临床诊疗及日常监护等场景中，并非所有病人都需要高导联数的心电图检查。医生会根据病人的具体情况和需要选择最合适的导联数进行检查。

在实际操作中，无论导联数如何，高质量的心电图记录需要患者的配合、适当的电极放置和良好的皮肤准备，以确保信号的清晰和准确。随着科技的发展，未来可能会有更多导联数和更高精确度的心电图技术出现，为心脏疾病的诊断和治疗提供更多的帮助。

对于肢体健全的患者，心电图仪的标准配置可通过 10 条放置在胸前（6 条）和肢体（4 条）上的导线采集信号，如图 1.6 所示。并通过转换实现 12 通道导联输出，其中包括 6 通道胸前导联，6 通道肢体导联（其中 3 通道标准导联、3 通道加压导联），由于心脏电生理信号的特点，这些导联用来检测心脏内部传导到这些部位的电流以及电压，进而计算两点之间的电位差，如表 1.3 所示。因

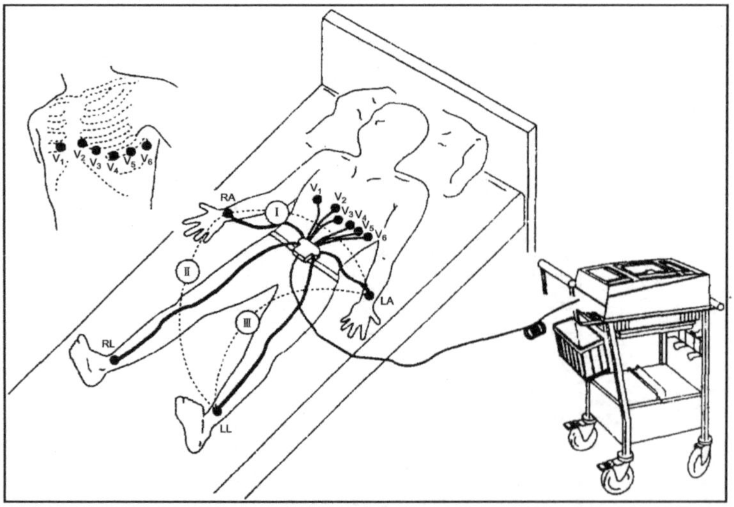

图 1.6　临床导联示意

此，导联之间的信息存在相关性，可通过 Einthoven 三角公式转换。但在心电图单导联信号基础研究中，通常对Ⅱ导联采集的心电信号进行研究。

表 1.3　心电图各导联功能

参数	编号	电压差	功能
标准双极导联	Ⅰ	左上—右上	肢体导联
	Ⅱ	左下—右上	
	Ⅲ	左下—左上	
单极导联	$V_1 \sim V_6$	测量值—参考值	胸导联
	aVR、aVL、aVF	测量值—参考值	加压肢体导联

1.4.2　心脏传导系统与动作电位关系

心脏传导系统各主要部分的动作电位与常规窦性心律的对应关系如图 1.7 所示。

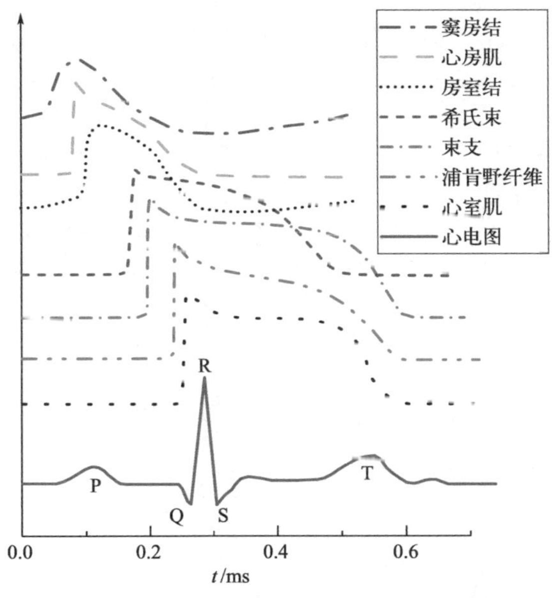

图 1.7　心脏传导系统各部分运动电位与心电图映射关系

图 1.7 中显示心肌的动作电位映射到心电信号的各波段。在心房的极化消除期间映射到心电信号的 P 波位置；在心房复极化期间映射到心电信号的 P-R 段，并与 QRS 波群期间有部分重叠；在心室的 0 期去极化期间映射到 QRS 波群区间；在 2 期的复极化平台期映射到 ST 段区间；在 3 期的复极化末期映射到 T 波位置。动

作电位是从微观角度出发，研究单细胞膜内、外电位差；心电图是从整个心脏的宏观生物电现象出发，研究心肌细胞膜外的电位在人体表面的综合反映。但是这些信息并不能在所有导联通道的检测中体现出来，单靠标准窦性心律的波形图无法做到真正意义上的临床诊断，例如在我们获取的实际临床信号中，正常心电图 QRS 波群的临床形态常见有如图 1.8 所示的多种形式，这些波形信息从不同导联中获取。这些形状各异的波形使得没有心电诊断经验的普通人根本无法判断波形传递的具体信息。因此，将深度学习技术应用于心电疾病检测具有实际意义[21-24]。

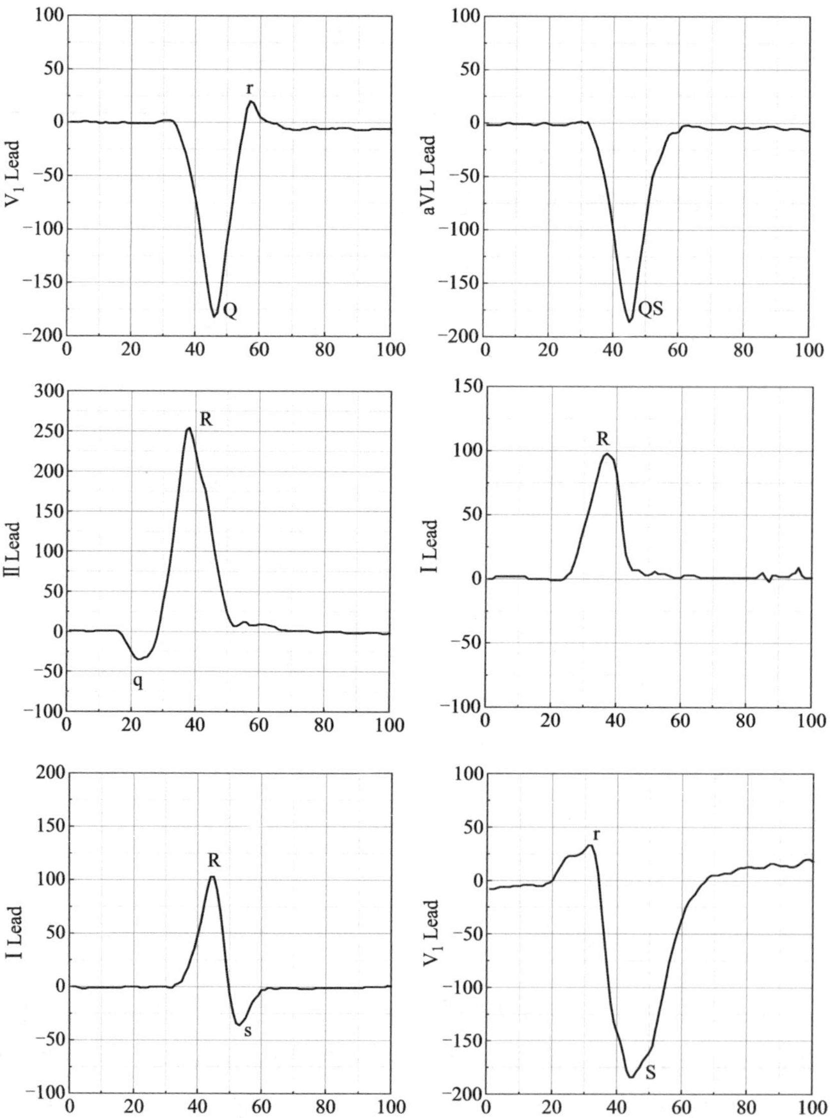

图 1.8　QRS 波群临床形态

1.5　超声心动图知识

超声波是依靠介质传播的机械波。目前，在超声心动图检查中常采用 2～30MHz 频率区间的超声波，具有频率高、波长短、指向性好等特点。

作为人体动力器官，心脏的组织构成具有独特性。基于超声波在传播过程中遇到不同介质界面时产生的反射、透射、散射现象，以及其在介质中的逐渐衰减特性，结合现代成像技术可实现心脏结构与功能的精准评估。如图 1.9 所示，超声波的散射与绕射特性是其成像基础。当前超声心动图已成为心血管系统无创检测的核心技术。从物理特性分析，生物组织对声波的吸收程度主要取决于介质特性及超声波频率：含水率越高的组织对声波吸收越弱，而频率提升则会增强吸收效应。人体各组织在密度、传导速率和吸收系数方面的差异，最终形成特征性的超声影像表现，具体分类特征为表 1.4 所示的 4 类诊断指标。

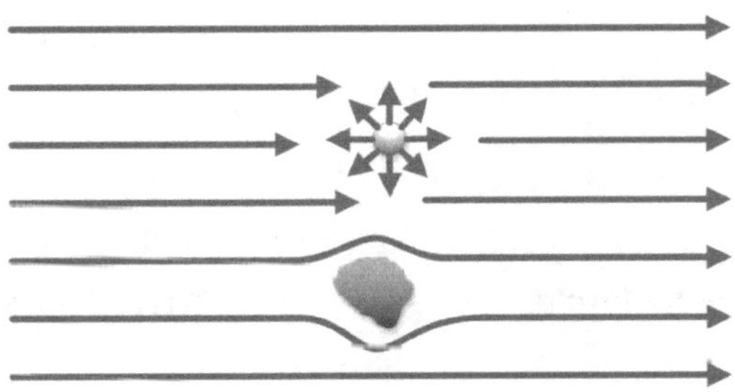

图 1.9　超声波的散射与绕射

表 1.4　超声检查成像特点

类型	特点	组织器官
无反射型	反射系数为 0 的所有液性物质，呈无回声	心腔内血液、尿液等
少反射型	实质且均匀块状物，呈低回声	心肌组织、肝脾等
多反射型	介于少反射与全反射之间的实质，呈高回声	心瓣膜、肝脾包膜等
全反射型	透射系数为 0 的软组织及含气组织等	肺、肠等

超声波能够穿透液态介质和人体软组织等结构，但在遇到气体介质及含气肺组织时会发生全反射现象。该声波在穿透骨组织及钙化软骨时，由于透射衰减效应会产生完全吸收现象。临床实施超声检查时需避开肺脏、骨性结构及钙化肋软骨覆盖区域，以防止声波能量过度损耗。

实际应用中，心室的容积是评价心脏功能的一项重要指标，因为只有正确识别、计算心室的容积，才能准确判断心功能的状态，所以在心功能评价指标中，许多参数依赖于心室容积的计算，在其发展过程中出现过多种计算形式，如图1.10所示。

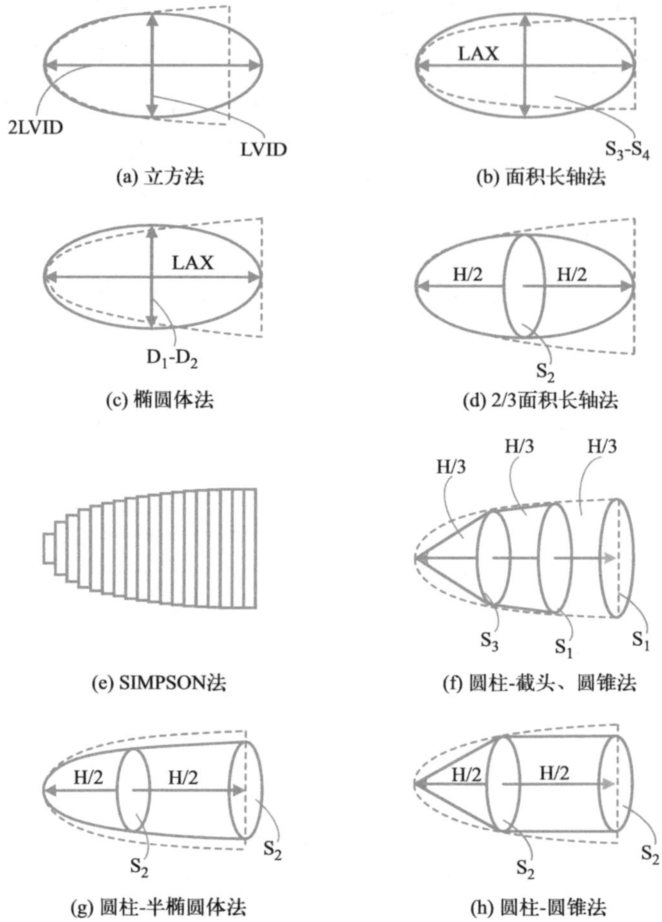

(a) 立方法　(b) 面积长轴法　(c) 椭圆体法　(d) 2/3面积长轴法　(e) SIMPSON法　(f) 圆柱-截头、圆锥法　(g) 圆柱-半椭圆体法　(h) 圆柱-圆锥法

图 1.10　心室容积等效法示意

1.6　常见心脏信息检查技术

如图1.11所示，常见的心脏信息检查技术根据功能、疾病特点等情况分类。可分为电生理检测、影像学检查及介入诊断等。例如心电图（ECG）通过记录心脏电活动评估心律失常，超声心动图（Echo）利用声波成像观察心脏结构，而冠状动脉造影（CAG）则借助导管技术直接显示血管病变。此外，心脏核素扫描、心脏磁共振（CMR）等新型检查手段可根据心肌代谢状态和血流灌注特征，

精准诊断冠心病、心肌病等不同疾病类型。值得注意的是，负荷试验、动态心电图监测等特殊检查方法，常结合患者症状动态变化进行综合判断。

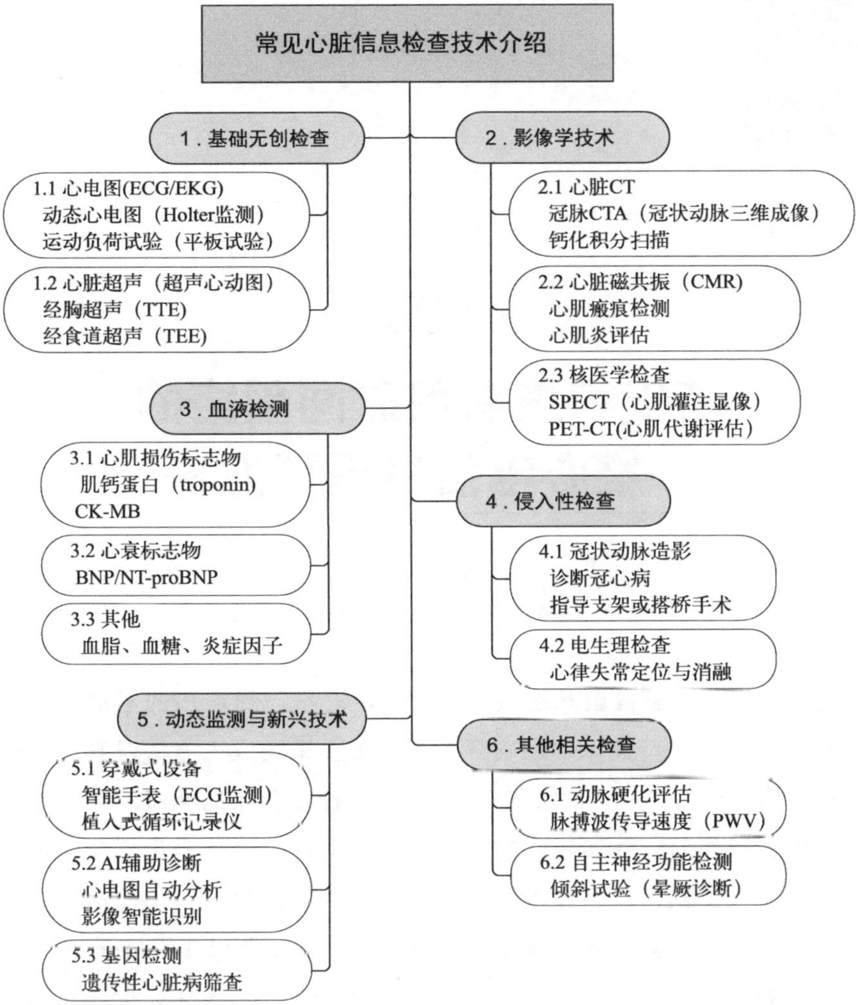

图 1.11　常见心脏信息检查技术介绍

·第2章·

基于前置卷积时间网络的一维心电信号识别方法

2.1 引 言

心电图是评估心脏健康状态最重要的手段之一，对疾病的早期筛查和进程监测等具有重要意义，其识别准确度尤为关键。采用人工方法对其进行识别并提取特征，需要专业的医疗诊断经验，诊断过程中存在的耗时问题导致就诊效率低，影响就诊体验。在实际临床诊断中，传统的心电信号识别分类过程也难免会加入大量人工操作，因此需要融入智能识别度高的方法。而深度学习技术对这种有特征的信号具有很好的处理能力[70,71]。长期以来，在针对一维时间序列信号的处理中存在的诸多问题体现在：数据串行化排队处理导致的计算过程长时耗；对数据记忆时长的限制导致了算法处理数据能力的局限性；梯度运算过程存在的扩张和收缩导致的不稳定性；网络层数的不断加深导致系统参数的优化设置困难等。

本章针对数据记忆长度和并行化处理的问题，提出一种用于一维的时间序列心电信号识别分析方法。结合深度学习技术的相关理论，使算法具有并行处理数据的能力，在大范围感受区域下具有长时间记忆能力，系统兼顾良好的稳定性[72-74]。通过实验结果对比表明，所提方法具有可行性。

2.2　一维心电信号分类识别整体框架流程

心电图展现出的多样性波形信息，反映了人体的各种差异性生理状态，可用来帮助医生诊断心脏相关疾病。心电信号的诊断过程复杂度高，通常人工诊断某一种疾病会依照如图 2.1 所示的心电图诊断流程进行判断。基于人工方法对心电信号的特征进行提取达到检测的目的，本质上是在全面理解心脏传导周期内的一个完整心搏特性的前提下，细化分类的过程。这种方式需要兼顾各个心搏周期内心搏与心搏周期之间的关系[75-77]。

以房室传导阻滞为例，分析波形之间的相关性对疾病诊断的影响，如表 2.1 所示。对于一度房室传导阻滞，其心电图 P-R 间期的特征为一致性延长超过了 0.2s。引起该类症状的原因很多，例如：高钾血症不仅可以延长传导时间，同时伴有 T 波的幅值抬高及 QRS 波群的增宽。对于二度房室传导阻滞（分为莫氏Ⅰ型及莫氏Ⅱ型），莫氏Ⅰ型房室传导阻滞的心电图表征中 P 波规律地出现，同时进行性 P-R 间期延长，直至隶属于一个心脏传导周期的心搏出现 P 波后的 QRS 波群漏脱，说明 P 波完全无法下传。其后 P-R 间期与脱落之前相比更短，之后又逐渐延长，并周期性出现，也称文氏现象。导致这类现象的常见原因包括药物或者急性下壁心肌梗死。莫氏Ⅱ型房室传导阻滞的心电图表征为 P-R 间期恒定（正常或延长），但隶属于一个心脏传导周期的心搏存在 P 波后 QRS 波群脱漏现象，表明 P 波未能下传。如果连续出现两次或以上 QRS 波群脱漏，称为高度房室传导阻滞，常有 3∶1 或 4∶1 传导等。此类现象可发生在心脏前壁心肌梗死，进而引发完全性心脏传导阻滞（三度房室传导阻滞），对于此种情况的阻滞，心电图的表征为 P 波与 QRS 波群都会存在但不相关，各自保持自身的运动律，由于心房率通常会高于心室率，所以 P-R 间期不固定，导致了 P、QRS、T 之间出现融合现象。这种现象表明来自心房的激动完全不能通过房室交界区传导至心室，在阻滞部位以下的潜在节律点发生新激动，产生心室内响应。房室传导阻滞类型的波形示例如图 2.2 所示。由于心脏诊断的复杂性及特异性，使得心电图的研究具有重要意义[78,79]。

表 2.1　房室传导阻滞症状

类型	症状简述
Ⅰ度房室传导阻滞	P-R 间期一致性延长
Ⅱ度房室传导阻滞	房室间传导间歇性脱漏
Ⅲ度房室传导阻滞	房室交界区无法进行传导功能

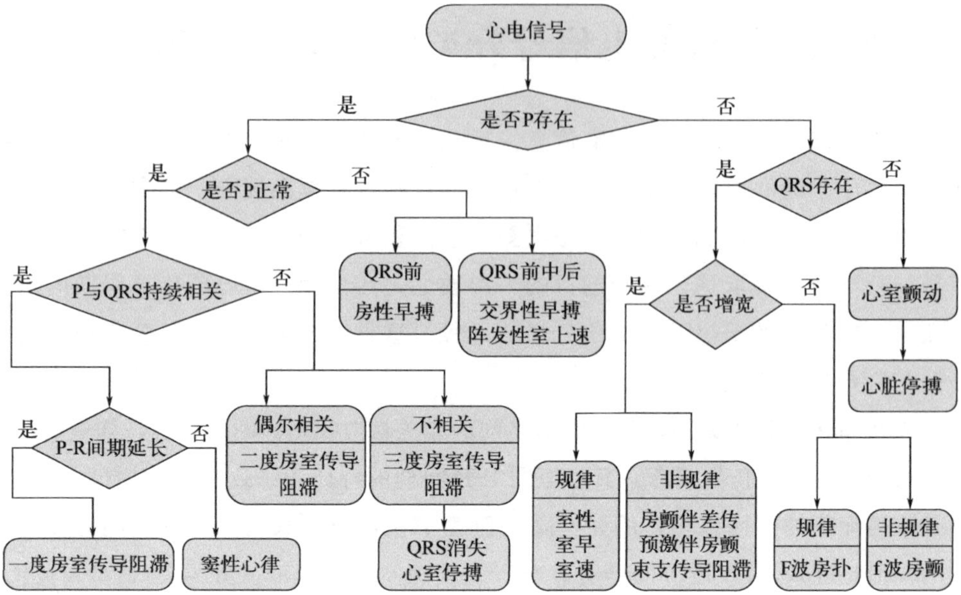

图 2.1 心电图人工诊断流程

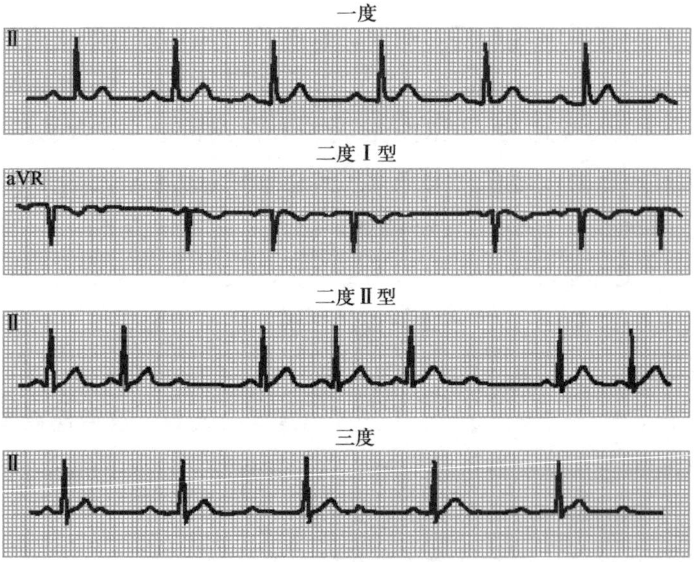

图 2.2 房室传导阻滞类型

心电图反映了心脏传导系统产生心电信号过程中某一时间段的情况。对于不同的心脏疾病，这些指标会有特定的变化，区别于正常心电图，找到这些变化就可以实现心电信号的识别及分类。传统的心电信号识别分类过程难免会加入大量人工操作，费时费力。因此需要将一种自动识别方法应用其中。而深度学习算法对这样的特征分析处理有很好的能力。

因此，本章提出了前置卷积的时间网络（convolutional-temporal convolutional network，Conv-TCN）。该算法对时间序列信号的建模具有良好的适应性及稳定性。将这种卷积神经网络结构应用于一维时序性心电信号的识别分类，以满足临床实际需要[80-82]。本章的一维时序心电信号分类识别整体框架流程如图 2.3 所示。采用 Conv-TCN 算法进行心电信号识别，研究内容为：首先将一维时序序列心电信号作为研究对象，从数据集中选择常用三类样本，包括正常类、心律异常类和其他类型；其次对样本依次进行分割、均衡化和重排列预处理，分割时以信号中 R 波为首要基准位置，并向前及向后选取合适数量的数据作为一个基本单元，目的是对包含一个心脏传导周期内完整心搏的有效信息进行分析，同时为了提高训练模型的分类识别效果，进行了数据的均衡化和重排列处理；然后详细阐述了 Conv-TCN 算法；最后将提出的识别模型应用于数据集中的三类样本，并分别采用未改进的 TCN 方法与传统的处理一维时序序列的循环神经网络、长短时记忆网络方法进行对比实验。

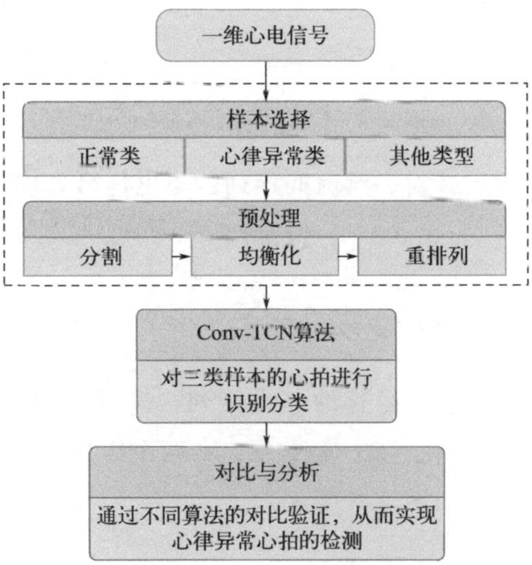

图 2.3　心电信号分类识别整体框架流程

2.3　Conv-TCN 算法

本章提出的前置卷积时间卷积网络是以 TCN 网络为基础进行改进的，其结构中包含了一维离散序列卷积，融合了因果卷积、扩展卷积和残差卷积及跳层连接等部分，该算法适用于处理一维时间序列信号。网络结构不仅具有并行处理数据的能力，而且具有大范围感受数据的能力，记忆时间长[83]。而心电信号的特点具有一维时序性，将这种特定的卷积神经网络结构应用于心电信号的识别分类，以满足临床诊断需求。算法处理过程的关键点在于，将一维心电信号作为系统输入，采用前置一维卷积层对其进行特征预提取，计算结果以一维序列形式输出，并作为顺序连接的残差网络的输入，在该网络中实现因果卷积和扩展卷积的融合以及跳层连接，从而增大网络对数据的记忆时长[84]。最终经过分类器输出。Conv-TCN 网络结构如图 2.4 所示。

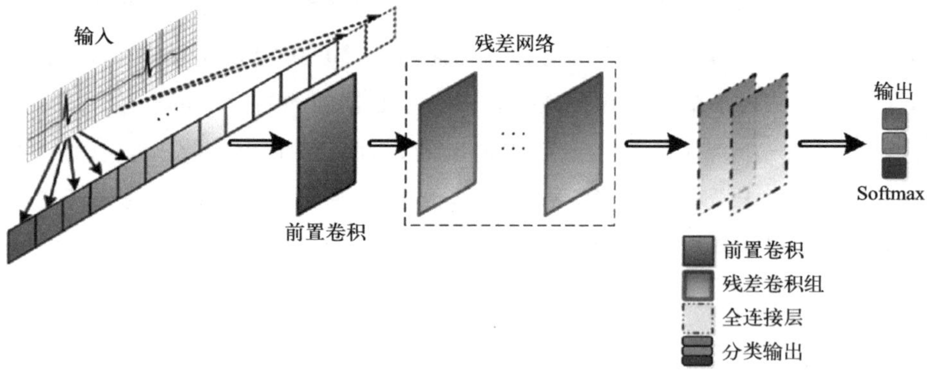

图 2.4　Conv-TCN 网络结构

在深度学习研究中，针对一维时间序列的心电信号处理，常用一维离散卷积运算进行特征提取[85]，如式（2.1）所示：

$$C(n)=(x^{*}y)[n]=\sum_{m=0}^{N-1}x(m)\cdot y(n-m) \tag{2.1}$$

其中，x、y 为两个参与卷积运算的一维序列，N 为序列 x 长度，* 为卷积运算，C（n）为卷积计算结果序列。假设 x、y 两个序列长度分别为 5 和 3，利用公式进行运算的详细过程如图 2.5 所示。

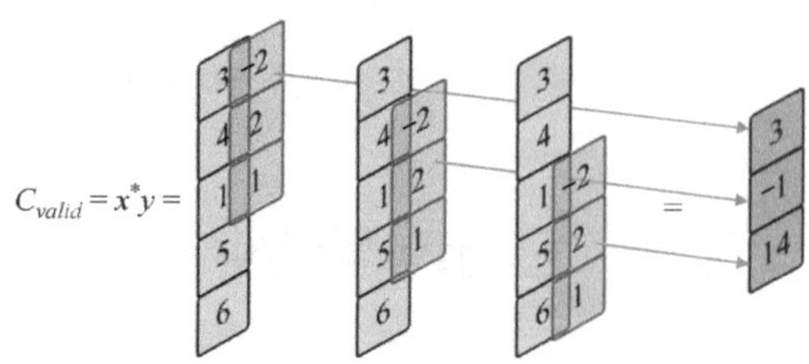

图 2.5　一维卷积示例

此外，作为一个完整的识别诊断系统模型，系统的输入值、实际输出值和预测输出值之间需要建立相关性。首先建立序列模型，设输入序列 X（x_0，x_1，…，x_T）；输出序列 Y（y_0，y_1，…，y_T）。针对某一时刻 $t \in$（$0-T$），要得到预测输出 $\hat{y}_t$ 的值，需要经过映射函数 f，如式（2.2）所示：

$$\hat{y}_0,\cdots,\hat{y}_T=f(x_0,\cdots,x_T) \tag{2.2}$$

其中 $\hat{y}_t$ 依赖于输入 x_0，x_1，…，x_t，而与 x_{t+1} 及以后的序列无关。其中为了验证预测 $\hat{y}_t$ 结果与实际 y_t 的合理性，使用最小化损失函数，如式（2.3）所示。

$$L_{min}[Y,f(X)] \tag{2.3}$$

（1）因果卷积　因果卷积严格要求网络对某一时刻 t 的输出预测，需要通过判断从 x_1 到 x_{t-1} 之间的输入序列信息进行。而不使用 t 时刻及未来的输入，是一种严格受时间约束的模型。该卷积实现了网络中层与层之间存在的因果关系，避免了历史信息或是未来数据被遗漏的现象发生。因果卷积结构如图 2.6 所示。

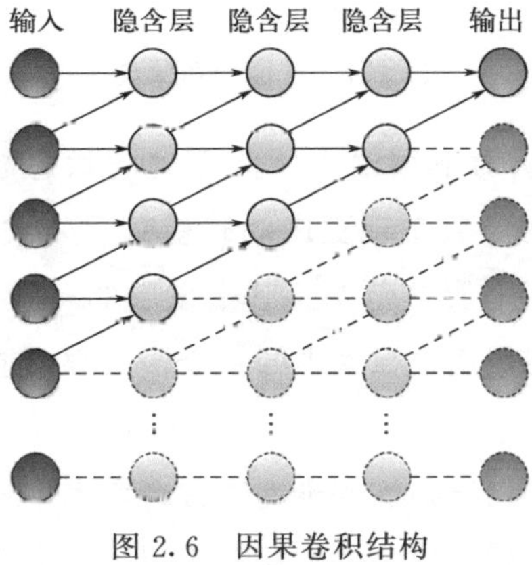

图 2.6　因果卷积结构

（2）扩展卷积　为了解决卷积核大小对建模时间长度的限制问题，以及为了获取更长的前后信息之间的相关性，需要多层堆叠的问题，因此使用了扩展卷积函数 F，见式（2.4）：

$$F(s)=(x{}_d^* f)(s)=\sum_{i=0}^{k-1} f(i)\cdot x_{s-d\cdot i} \tag{2.4}$$

其中，s 为序列中的某元素；f（0，1，…，$k-1$）为卷积核，大小为 k；d 为采样率；$s-d\cdot i$ 为对过去信息的寻找方向。采用扩展卷积对卷积计算的输入进行间隔采样，采样方式受控于采样率 d，其不同取值表明系统对输入的采样距离。扩展卷积的结构原理如图 2.7 所示。其中，选用核尺寸 $k=3$，采样率 $d=1$、2、4。当 $d=1$，采样距离为 1 时，系统对输入的每个点全采样，$d=2$，采样距离为 2。

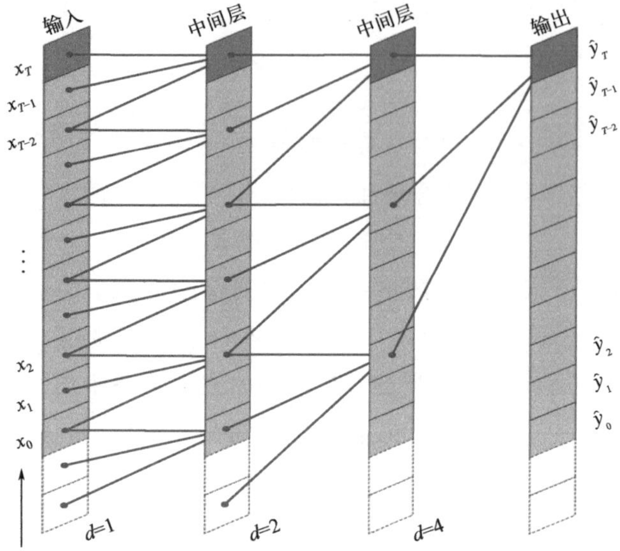

图 2.7　扩展卷积结构

随着 d 的增大，上层对下层输入所能看到的信息越多，以此数量级增长，扩展卷积网络便以少量的层数实现更广的感受野。公式表明，核尺寸 k 和采样率 d 的增加，均可增加感受野的范围。其中该层的有效历史数据是（$k-1$）d。随着网络深度的增加，有效历史数据中的每个输入都可能匹配滤波器，从而创建更深层的网络。

（3）残差模块　深层网络训练的难度通常会增大，容易产生退化问题和层次加深错误率升高的现象。残差模块的设计主要用于解决退化问题，从而为大规模网络训练提供保障。与普通神经网络的区别为残差网络采用了跨层连接方式[86]。

残差模块的实际计算输出结果，如式（2.5）所示，其中 w_i 表示残差模块的权值，$F(x,\{w_i\})$为残差映射。

$$y=F(x,\{w_i\})+x \tag{2.5}$$

残差模块的计算要求 $F(x,\{w_i\})$ 和 x 具有相同的维数，当二者的维数不同时，需要额外设置权值矩阵 w_s 对 x 进行线性投影，使得二者具有相同维数，其计算结果见式（2.6）。

$$y=F(x,\{w_i\})+w_s x \tag{2.6}$$

在利用 Conv-TCN 检测过程中，可用的历史数据是高维输入时，网络深度就会增加。每一层都可能包含用于特征提取的多个滤波器。因此，通用 TCN 模型设计中使用了残差模块。残差模块包含一个能引出一系列变换 F 的分支通路，其输出通过式（2.7）添加到块的输入 x 中。

$$o = Activation[x + f(x)] \tag{2.7}$$

图 2.8 为残差卷积网络结构的详细描述。残差连接的使用，实现了网络中非相邻层之间的跨层信息传递方式。

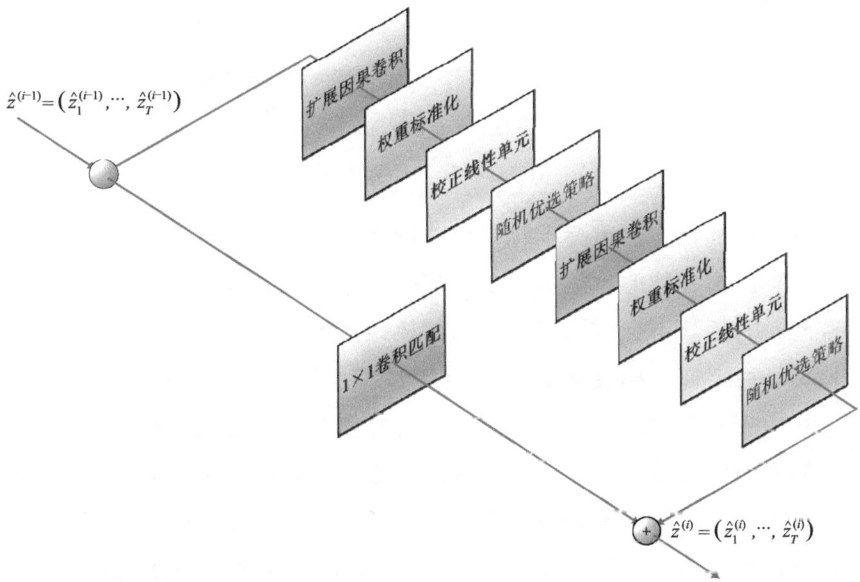

图 2.8 Conv-TCN 的残差块卷积结构

在 Conv-TCN 系统结构中每一个残差块由两层卷积组成，其中每层卷积都使用了扩展卷积和因果卷积融合的方式，并顺序连接了权重标准化（weight normalization，WeightNorm），校正线性单元（rectified linear unit，ReLU），以及随机优选策略（Dropout）。在每一个训练步骤中，整个信道归零。同时，模块中增设了尺寸为 1×1 的卷积通道，用于对残差块的输入和输出可能出现不同维数的匹配，并通过求和节点输出。设 $\hat{z}^{(i-1)}=[\hat{z}_1^{(i-1)},\cdots,\hat{z}_T^{(i-1)}]$和 $\hat{z}^{(i)}=[\hat{z}_1^{(i)},\cdots,\hat{z}_T^{(i)}]$为残差模块的输入及输出。

为了说明残差连接的作用，利用图 2.9 对过程进行分析，设采样率为 $d=1$，核尺寸为 $k=3$，绿线是残差函数中的滤波器，红线是恒等映射，虚线是历史连接。

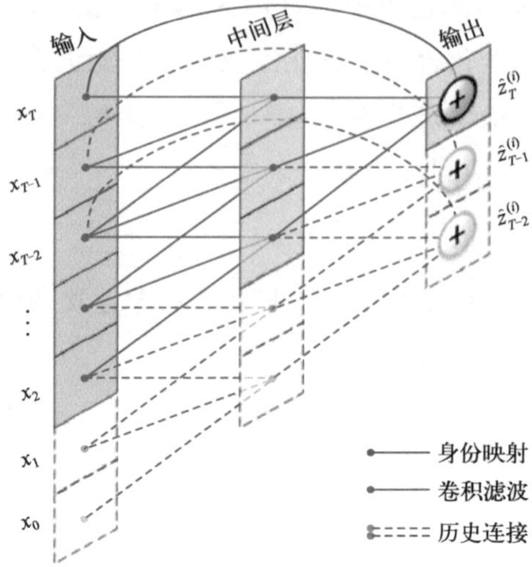

图 2.9 残差计算举例

（4）权重标准化 权重标准化[87] 功能是实现网络中权重的更新，以此来加速深度学习算法中参数的收敛。对于处理变长序列或者基于时间步的计算方式节省存储空间，并且其不会因为最小批的随机性而引入噪声统计。

（5）梯度稳定性 梯度运算的稳定性是深层网络训练过程中考虑的重要因素。该过程中容易遇到影响稳定性的两个主要问题是梯度消失和梯度爆炸。该类问题出现的原因可能是较深层的网络数量、激活函数选择、损失函数设置与参数初始化非恰当等因素。本章采用的算法考虑了梯度稳定性问题。

（6）校正线性单元 校正线性单元（ReLU）作为神经网络的激活函数，在深度网络中可实现较强的表达能力，具有抗饱和特性，避免梯度消失现象发生，稳定了网络收敛速度。该激活函数可使部分节点的计算结果为 0，降低网络参数之间互联性，减少网络计算量，减少过拟合问题的发生。ReLU 函数及其导数的数学表述如式（2.8）。

$$\mathrm{ReLU}=\max(x,0)=\begin{cases}x, & x\geqslant 0\\ 0, & x<0\end{cases}$$

$$\mathrm{ReLU}'=\begin{cases}1, & x\geqslant 0\\ 0, & x<0\end{cases} \tag{2.8}$$

对应的函数曲线如图 2.10 所示，图中 ReLU 函数为分段线性函数，以实线标注，在 $x<0$ 区间时，结果值为 0，在 $x>0$ 区间时，结果与 x 相同，这种阈值化特点使得曲线结构具有单侧抑制功能。图中虚线为导数运算结果，分为 0 和 1 两类。

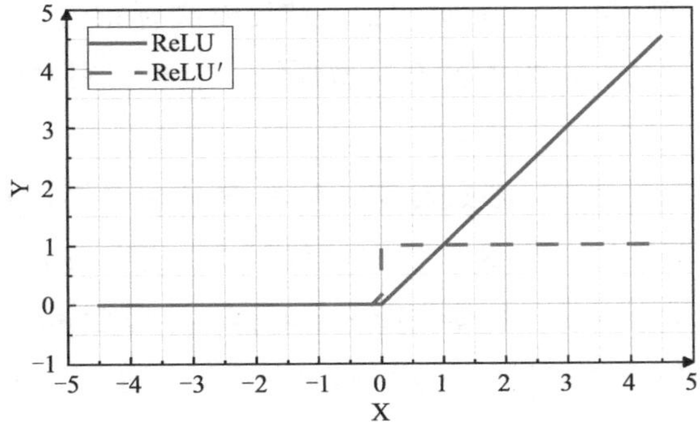

图 2.10　ReLU 和 ReLU′函数

(7) 随机优选策略　深层神经网络包含大量参数，在计算过程中容易产生严重的过度拟合问题，而且网络的运行速度减慢。为解决此类问题，利用随机优选策略（Dropout）随机删除网络中的部分神经单元节点及其连接，减少单元之间较多的互联信息[88]。与其他正则化方法相比，过度拟合问题得到显著改善，Dropout 的使用说明如图 2.11 所示。

图 2.11（a）中普通网络的上下层之间形成完全连接通路，计算量大，图 2.11（b）使用 Dropout 之后，网络可以删除一些不必要的节点，而有选择地进行通路连接。通常在使用时会分布一个神经元激活概率，默认情况下的缺省值是 0.5，在实际过程中根据数据和网络不同等具体情况进行微调。

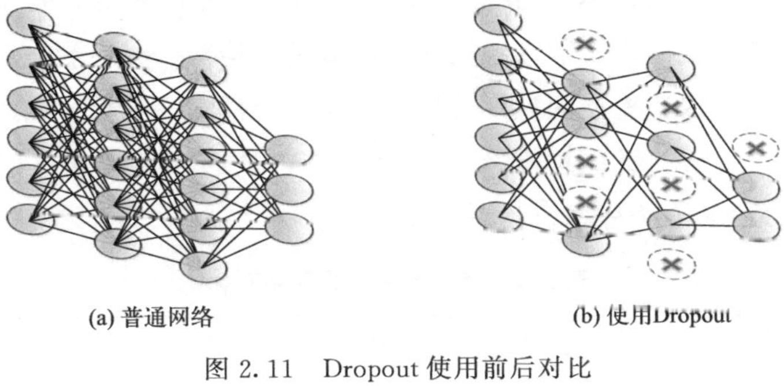

(a) 普通网络　　(b) 使用 Dropout

图 2.11　Dropout 使用前后对比

2.4　一维心搏的分类识别模型

2.4.1　一维心搏识别数据集

本节使用的心电信号数据来源于 MIT-BIH 数据集。该数据集已经由医疗专家对每一个心搏的 R 波位置以及每一个心搏对应的心律类型进行了标注，主要分为 41 类。本节选择其中最为常见的：心律正常类标记为 N、心律异常类标记为 V、其他类型标记为 O。为了便于模型训练，需将类别数值化，0 代表 N，1 代表 O，2 代表 V。

首先对数据进行预处理，通过专家标注的 R 波位置输出每一个心搏的时序数据。采用批量分割算法，将 R 波的标注位置作为起始点，分别向前取 100 个时序数据、向后取 199 个时序数据，即一个心搏样本包含 300 个时序数据，如图 2.12 所示。这种分割方式的目的在于保持每一心脏传导周期中的心搏完整性。

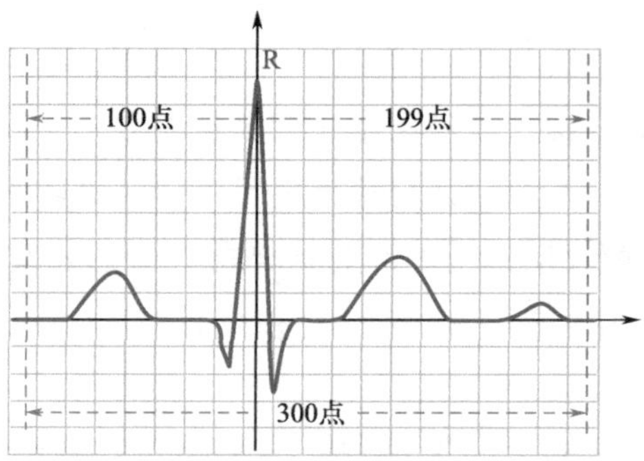

图 2.12 心搏选取规则

对 MIT-BIH 数据中的三类心电信号进行预处理，共获得 111787 个心搏样本。其中，心律正常的样本数为 72291，标记为 N；心律异常的样本数为 1245，标记为 V；其他类型的样本数为 38251，标记为 O。显而易见，心律正常的样本数远远多于心律异常的样本数。各类样本的数量不均衡，容易影响训练模型的识别输出效果。为了保证模型的识别效果，需要进行样本平衡化。以最小样本数的心律异常为基准，将每类的样本数均定为 1245，从心律正常和其他类型的心搏样本中随机选取 1245 个样本，见表 2.2 所示。

表 2.2 样本均衡前后数量对比

类别	均衡前	均衡后
0(N)	72291	1245
1(O)	38251	1245
2(V)	1245	1245
总计	111787	3735

根据这些样本数据，实验设计采用常规步骤，包含训练、验证、测试。每一步骤均需要选择符合实验标准的数据量。数据总量是经过表 2.2 均衡化处理后选定的。从总样本中按照序列排列结构，选择并分配到每一个集合中，具体安排如

表 2.3 所示。首先构建一个包含 3735 个样本的心电数据集。其次随机选取其中的 2400 个样本作为训练集、600 个样本作为验证集，最后将 735 个样本作为测试集。由于每个分割的心搏包含 300 个数据量，因此每种数据集合分配的数据量均能够充分保证实验分析的效果。

表 2.3　数据集分配

参数	数据总量		
	3735		
参数	训练集	验证集	测试集
数量	2400	600	735

2.4.2 训练过程

为了确定心脏信号分类识别模型的效果，本节利用 Conv-TCN 算法对心电数据进行训练，算法中设定的主要结构及参数如表 2.4 所示。为了更好地调整神经网络权值的速度，选择了合适的学习率以及衰减值，为了加快学习速度选择合适的动量，为了保证每次更新时参与网络运算的有效神经元节点数量设置合适的丢弃函数值。

表 2.4　网络结构设计

网络层类型	输出维度	参数量
conv1d	(None,296,64)	384
max_pooling1d	(None,148,64)	0
tcn	(None,50)	76600
dense	(None,100)	5100
dropout	(None,100)	0
dense_1	(None,3)	303

算法模型的训练与验证准确度曲线如图 2.13 所示。图中曲线反映的变化趋势为：随着程序运转轮次的进行，训练集和验证集准确度曲线从初始状态值附近快速上升，对于训练曲线轮次在 10 附近时开始趋于平稳水平，对于验证集在轮次到达 20 附近时准确度曲线开始趋于平稳，随着训练轮次到达 50 时，这期间两种准确度变化仍然保持平稳状态，此时，训练模型的验证准确度达到 0.9835，因此训练的模型对心电信号的识别具有可行性。

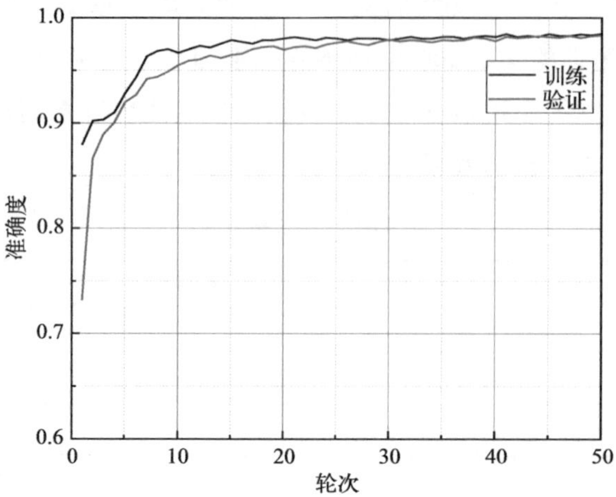

图 2.13 训练与验证准确度曲线

2.4.3 对比与分析

（1） Conv-TCN 网络结构 虽然采用本章提出的 Conv-TCN 方法对心律正常的 N 类、心律异常的 V 类、其他类型的 O 类进行训练得到的分类识别模型已经在验证集上得到了很好的效果，但是依然有必要在测试集上进行测试，对测试结果（表 2.5）进行分析。

表 2.5 Conv-TCN 的测试结果

预测标签值	实际标签值			平均预测准确度
	0	1	2	
0	241	0	2	—
1	0	241	3	—
2	4	4	240	—
预测准确度	0.9837	0.9837	0.9796	0.9823

测试集共包括 735 个样本，模型对三类标签样本整体判断正确数为 722，平均预测准确度为 98.23％。判断错误的标签值与实际标签对比，其中，0 表示心律正常类、1 表示其他类型和 2 表示心律异常类。对 0 类和 1 类的预测值与实际值数量进行分析，发现 0 类和 1 类的心电信号样本之间没有交叉错误识别。因此，心律正常类和其他类型的心电信号样本有较大区别，被交叉误诊的概率很低。1 类被错误识别的样本数为 4 个，且都识别成了 2 类。而对 2 类的心律异常样本识别发生错误识别的数量为 5 个，其中被错误识别为 0 类的数量为 2 个，1

类的数量为 3 个。因此根据实验设计的样本，心律正常类与心律异常类之间的心电信号存在被交叉误识别的可能性。所以在算法模型的实际应用过程中，对识别为心律异常的病例信号应多次确认。

(2) 对比网络结构 在对一维时间序列信号进行处理时，通常会采用 RNN 和 LSTM 模型，而本文采用了其基本型作为对比实验。为了进一步说明本章提出的算法，对一维心电时序序列处理的有效性，分别采用原始 TCN 方法、原始循环神经网络（Origin Recurrent Neural Network，Orin-RNN）方法和原始长短时记忆网络（Origin Long Short-Term Memory，Orin-LSTM）方法，进行对比性实验[89,90]。三种对比方法的实验设计，采用相同心电信号样本，经过相同的分割、均衡化、随机排列和数据集分配处理过程，以及相同的训练参数等条件。

① TCN 网络结构：经过对表 2.6 分析发现，首先，0 类被错误识别为 1 类和 2 类样本的数量分别为 1 个和 113 个，预测准确度仅为 53.47%。其次，1 类被错误识别的样本数为 5 个，且都识别成了 2 类，预测准确度为 97.96%。结合上述两点分析说明 0 类和 1 类的样本使识别区分度较大，相互交叉误识别的概率低。此外，2 类被错误识别的样本数为 6 个，预测准确度为 97.55%，其中识别成 0 类的 2 个，识别为 1 类的 4 个。因此，算法对 2 类样本的识别存在其他两种类型误诊的可能性。

表 2.6 TCN 的测试结果

预测标签值	实际标签值			平均预测准确度
	0	1	2	
0	131	0	2	—
1	1	240	4	—
2	113	5	239	—
预测准确度	0.5347	0.9796	0.9755	0.8299

② 循环神经网络结构：循环神经网络通常用来处理具有时序性的序列信号，在本节中采用一种基本 Orin-RNN 实现心电信号中心跳信息的识别。基于上述理论，使对比实验得以顺利进行。对测试结果进一步分析，测试集共包括 735 个样本，该模型对三类标签样本整体预测正确数为 428，平均预测准确度为 58.23%。预测错误的标签值与实际标签对比如表 2.7 所示。

表 2.7 Orin-RNN 的测试结果

预测标签值	实际标签值			平均预测准确度
	0	1	2	
0	30	2	15	—
1	0	194	26	—
2	215	49	204	—
预测准确度	0.1224	0.7918	0.8327	0.5823

经过分析发现，首先，0 类被错误识别为 2 类样本的数量达到了 215 个，预测准确度仅为 12.24%，但未被识别成 1 类。其次，1 类被错误识别的样本数为 51 个，预测准确度为 79.18%，其中被识别成 2 类的 49 个，被识别为 0 类的为 2 个。综合上述两点分析说明 0 类和 1 类的样本确实存在较大差异，相互交叉误识别的概率低。此外，2 类被错误识别的样本数为 41 个，预测准确度为 83.27%，其中被识别成 0 类的 15 个，被识别为 1 类的 26 个。因此，RNN 算法对从 2 类样本中分离 0 类样本的能力非常差。而且三类样本之间存在交叉误诊的可能性。因此在实际识别过程中，对心律失常的识别结果应多次确认。

③ 长短时间记忆网络结构：长短时记忆存储网络最早是用来解决 RNN 梯度消失问题，同时使网络能够记住一段时间内的序列信息。本小节采用一种基本 Orin-LSTM 进行分析。基于上述理论分析，对比实验得以顺利进行。对测试结果进一步分析。测试集共包括 735 个样本，该模型对三类标签样本整体预测正确数为 517，平均预测准确度 70.34%。预测错误的标签值与实际标签对比如表 2.8 所示。

表 2.8 Orin-LSTM 的测试结果

预测标签值	实际标签值			平均预测准确度
	0	1	2	
0	60	3	27	—
1	0	239	0	—
2	185	3	218	—
预测准确度	0.2449	0.9755	0.8898	0.7034

经过分析发现，首先，0 类被错误识别为 2 类样本的数量达到了 185 个，预测准确度仅为 24.49%，但仍然未被识别成 1 类。其次，1 类被错误识别的样本数为 6 个，预测准确度为 97.55%，其中被识别为 2 类的 3 个，被识别为 0 类的

为 3 个。综合上述两点分析说明 0 类和 1 类的样本确实存在较大差异，相互交叉误识别的概率低。此外，2 类只是被误识别为 0 类，且样本数为 27 个，预测准确度为 88.98%。因此，LSTM 算法对从 2 类样本中分离 0 类样本的能力也比较差。但是 1 类和 2 类样本之间交叉误诊的可能性也比较低。

为了更直观地评价所用的四种方法网络特性，采用的实验硬件环境为 Intel Core i7-9700 型号的 CPU、16GB 容量的 RAM 和 1080Ti-11G 型号的显卡。测试和训练在同一平台下进行。将实验过程中获得的每类训练准确度、训练时间和测试时间进行对比，如表 2.9 所示。

表 2.9　四种方法比较

识别方法	训练准确度	训练时间/s	测试时间/s
Conv-TCN	0.9850	407.7120	1.0600
TCN	0.9550	1459.5500	3.3170
Orin-RNN	0.8133	458.1529	0.6495
Orin-LSTM	0.8850	1919.1350	1.5380

对使用的四种识别方法进行分析，本章提出的 Conv-TCN 方法无论从训练准确度还是从训练时间上，均优于另外三种方法；在测试时间上 Orin-RNN 方法的用时最短。为了更直观地对比四种方法的分类识别性能，对三类心电信号样本的正确识别率及平均准确度进行统计，如表 2.10 所示。其中，本章提出的 Conv-TCN 方法对三类样本的独立识别准确度均表现最佳，整体平均识别率也好于其他三种方法。说明该算法对样本的识别准确度稳定性好于另外三种方法。

表 2.10　四种方法的识别准确度

识别方法	实际标签值			平均准确度
	0	1	2	
Conv-TCN	0.9837	0.9837	0.9796	0.9823
TCN	0.5347	0.9796	0.9755	0.8299
Orin-RNN	0.1224	0.7918	0.8327	0.5823
Orin-LSTM	0.2449	0.9755	0.8897	0.7034

对比三类样本的识别准确度，分析导致在 0 类样本中 2 类样本误识别率高的原因在于，首先，用于训练的样本可能存在个体差异导致分割后每部分融入了冗余信息，以及不同类样本之间存在相似性。其次，对比算法在对样本的分割采用 R 波为基准点取前后固定长的方式不够灵活。最后，虽然 RNN 和 LSTM 模型对

时间序列信号的建模具有良好的适应性及稳定性，但是对本章的实验数据进行识别的结果，未能体现其特性。虽然 TCN 的识别方法可提升信号的识别时长，但是对实验样本的识别正确率不高，这些因素都导致了对比算法存在局限性。

2.5 本章小结

长时一维时间序列信号具有更丰富的心脏生理信息表达。本章提出了具有前置卷积时间网络的一维心电信号识别方法（Conv-TCN）。搭建了高效识别模型，以 MIT-BIH 数据集中心律正常类、其他类型和心律异常类作为测试对象。首先，对输入数据进行预处理，其过程采用基于 R 波的前后固定长分割、最小样本均衡化、随机重排列的策略。其次，利用 TCN 的大范围感受层组特性，提高了数据的记忆时长和并行处理数据的能力；通过改进的卷积网络前置化结构设计，实现了信号特征预提取功能，提升了模型的分类识别准确度。最后，通过与时间卷积网络、循环神经网络和长短时记忆网络等模型的对比实验表明，该方法对三类实验样本的训练准确度和测试准确度分别达到了 98.50％和 98.23％。因此，Conv-TCN 可以充分发挥其在一维时间序列心电信号分类方面的优势。

·第3章·

基于快速目标检测网络的二维坐标描绘式心电图片识别方法

3.1 引　言

用经体表电极采集心电信号，具有无创、成本低、方便灵活等特点，被广泛使用[91]。尽管深度学习技术对心脏电生理信号的识别分类技术发展起到了极大的推动作用，但是目前针对心电信号的智能识别技术仍然存在一些问题。主要包括ECG源信号精度有待提高；算法识别速度存在局限性；用于实际临床的ECG信号识别算法准确度不高；ECG信号不仅存在个体之间的特异性，也存在相同个体在不同时间、不同身体条件下具有较大差异性，信号采集时存在人为因素，或者周围设备的电磁干扰；以及目前针对心脏电生理信号的研究大都以一维信号为主，分析结果的显示形式较为单一，使得心电信号的识别存在局限性[92,93]。针对目前存在的问题，本章提出了一种适用于心电图片的目标识别方法。在满足高准确度分类的同时，完成从心电信息中快速地进行目标检测定位、分析结果可视化等任务。通过从整体心搏到局部波形的细化识别实验，验证所提算法可行性。

3.2　二维坐标描绘式心电图片分类识别整体框架流程

通常情况下，心脏传导系统从激动作用开始，其中各部分均会依次产生电生理信号的全响应，如图 3.1 所示。

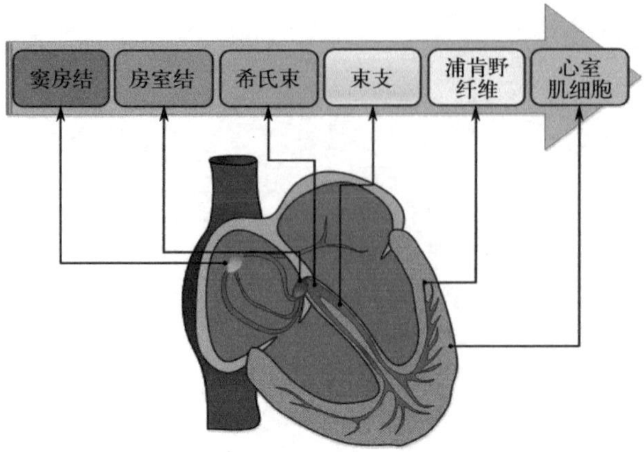

图 3.1 心脏传导系统过程

在非正常情况下，系统不能完成从起始到最终的完全通路，而是在某部分独立产生激动而代替窦房结的起始激动并引起相应部分特殊响应，这种情况就是一种病态心脏系统活动过程[94,95]。当正常的心脏传导及节律性激动被打乱的过程，就会产生心律失常等状况，心电图显示可能会产生显著变化。

因此，分析心脏的电生理活动是诊断心脏是否存在异常心律和异常传导导致的心电图特殊表现的基础。例如窦房结激动传导功能障碍产生的各种心律失常。包括窦房结及其周边组织病变可引起的病窦综合征；激动在经过房室交界处向后级传导受阻，可产生不同程度的房室传导阻滞；束支病变可能引起束支传导阻滞；希氏束的心电图可定位房室结传导障碍的部位；浦肯野纤维病变相关的非器质性特发性室速、室颤；能够累及心肌细胞的疾病，如心肌梗死导致的心肌细胞损伤等[96]。所以，对心电图的研究具有重要意义。

心脏电信号的每一次完整传导过程，在心电图中以心搏变化的形式体现，临床中必要的细化分析包括 P 波、QRS 波群、T 波等环节，所以对心搏以及细化波形的正确识别是分析心脏功能的基础。由于图像能够比时序信号提取更深层次的信息。因此，本章提出了一种用于二维图片式心电信息的快速目标检测的识别方法模型（2D-ECG 和 Faster R-CNN 模型），具体的分类识别整体框架流程如图 3.2 所示。首先，将一维时序心电信号输出显示，并通过图像处理软件保存为二维图像模型；然后，结合数据集中心律失常、充血性心力衰竭和正常窦性心律三类样本，实现心脏传导周期内一个完整心搏的分类识别；以及结合实际临床获取的心电信号，实现每个细化波形的识别。再利用上述过程得到的带有坐标位置的识别结果，结合图像中的坐标值与实际值之间的转换关系，最后得到特定信息的识别结果。

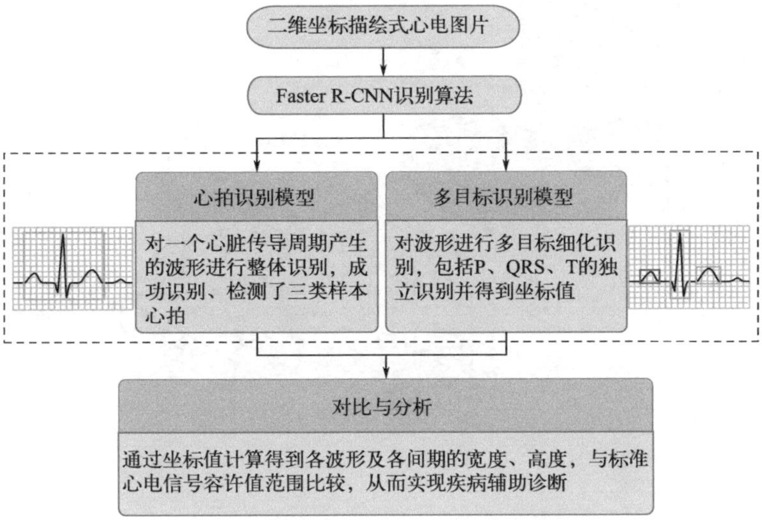

图 3.2　二维坐标描绘式心电图片分类识别的整体框架流程

3.3　Faster R-CNN 算法

Faster R-CNN 是一种快速的针对目标区域高效识别的卷积神经网络算法，其结构融合了候选区域生成网络（region proposal network，RPN）和 Fast R-CNN 两大部分，其主要特点是集成了特征提取、目标识别框回归、被识别目标区域池化（region of interest pooling）、分类输出功能。该算法应用在处理二维矩阵形式图像信号时性能非常优越。具体表现在于对目标识别区域的快速准确定位，并具有两大部分共享卷积计算的优点，提升了卷积计算过程的速度，总体上降低了算法运算时间消耗。本节的系统结构关键点在于设计输入层信号格式、卷积层的选型、区域候选网络的设计、区域识别框回归，以及随后的 RoI 池化、分类层[97]。本节采用的整体框架如图 3.3 所示。

系统的所有输入图片是经过图像处理软件设定了相同的大小、坐标轴范围、分辨率等参数。并经过采用 VGG16-NET 网络的卷积层获得特征图像，获得的特征图像结果经过两条路径，一条路径直接进入 RoI 池化层，另一条路径经过 RPN 网络生成区域建议并输出建议框，再将结果提供给 RoI 池化层，最终经过分类器和区域框标记得到输出。

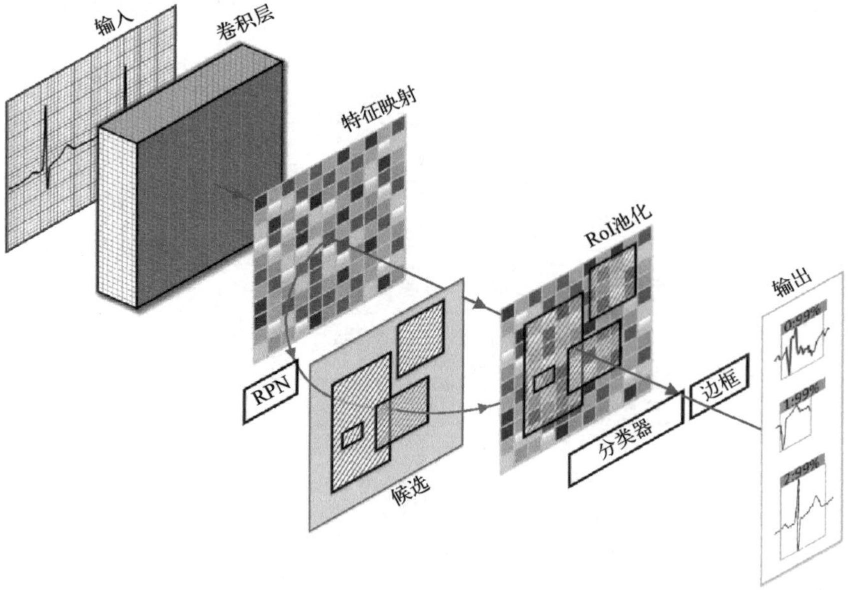

图 3.3 Faster R-CNN 整体框架

3.3.1 卷积神经网络

本章的算法系统结构首先采用了 VGG16-NET 的卷积层模型[98]，设有卷积层、池化层、全连接层和分类输出层。其参数模式固定，可对任意分辨率的整幅图像直接处理，对原始图像反映出的特定信息进行特征提取，提升心搏识别正确率，实现目标图像特征的智能识别。

(1) 卷积层　利用深度学习进行心脏生理信息识别的最重要步骤之一，是对数据进行自动特征提取，从而减少后期诊断过程中人工参与的复杂度，而卷积层的功能便是实现数据的特征提取。首先对式 (3.1) 中的两个二维离散实函数 f 和 g 进行符合式 (3.2) 的卷积运算。

$$\begin{cases} f(x,y), & x=0,1,2,\cdots,A-1; \quad y=0,1,2,\cdots,B-1 \\ g(x,y), & x=0,1,2,\cdots,C-1; \quad y=0,1,2,\cdots,D-1 \end{cases} \tag{3.1}$$

$$f(x,y)^{*}g(x,y)=\sum_{m=0}^{M-1}\sum_{n=0}^{N-1}f(m,n)\cdot g(m-x,n-y)$$
$$(x=0,1,2,\cdots M-1;y=0,1,2,\cdots N-1) \tag{3.2}$$

计算中需要设定卷积核的尺寸，并以该尺寸的卷积核作为扫描输入信号的窗口，这种窗口称作“感受野”，其次是以卷积步长移动卷积核扫描输入信号，针对每一步长，卷积核映射在输入信号上并找到相同大小的区域，进行对应位置的逐点乘积运算，最后求一个窗口内所有点乘积运算结果的累加和，将该累加和作为卷积输出的一个基本单元格。在卷积层计算过程中，每层需要设计输出图像的尺寸。对于输入尺寸为 $w_i \times h_i$ 的图像，核尺寸为 $k \times k$，移动步长为 s，边缘填充像素为 p，则输出尺寸：像素宽度 w_o 和像素高度 h_o 的计算结果如式（3.3）所示。

$$w_o = \frac{w_i - k + 2p}{s} + 1$$

$$h_o = \frac{h_i - k + 2p}{s} + 1 \tag{3.3}$$

假设输入信号尺寸为 5×5，卷积核尺寸为 3×3，移动步数为 1，边缘填充像素为 0，得到的计算结果如图 3.4 所示。图 3.4 详细展示了从输入到输出过程中卷积的每一个计算细节[99]。

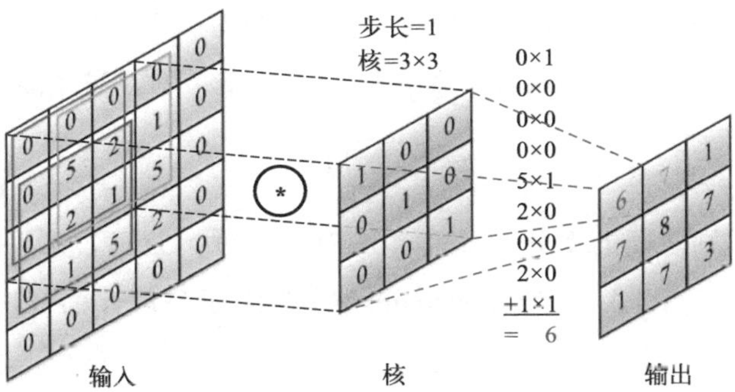

图 3.4　二维卷积运算实例

（2）池化层　池化层一般会被设置在同层级的卷积层之后，会对经过该层级卷积计算后的带有特征提取的输出信号结果进行选择或过滤。该层的尺寸选择一般可设定为 2×2 或者 3×3 的方形窗口。该层通常选用最大或者平均池化函数，尤其是窗口最大值模式使用较多[100]。其中，池化运算过程为了降维处理，式（3.3）中 P 的取值为零。如图 3.5 所示，假设针对前层输出尺寸为 4×4 的数据信号，选用窗口尺寸为 2×2，移动步数为 2，并采用最大或者平均池化方法，即在每个窗口中选出最大值或者平均值作为池化计算结果。

（3）全连接层　经过卷积与池化计算后，顺序连接有全连接层，该层的每一个神经节点都与前层的所有神经节点相连接形成全连接网络，用来综合提取到的特征。对于二维信息的处理，通常在该环节将其转换成一维向量输出，并作为分类步骤的输入。

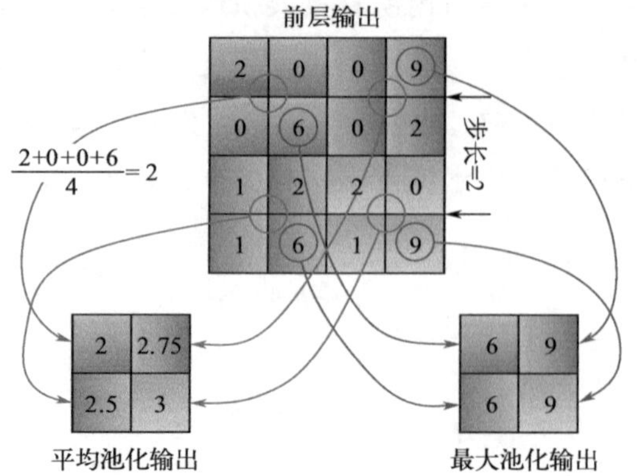

图 3.5　池化运算示例

（4）Softmax 层　在深度学习网络结构中，分类性能的优劣直接影响算法的效果[101]。作为最后一级的输出层，普遍使用 Softmax 函数实现多分类并输出结果。在考虑网络中的数据维度 x_i 和权重 w_i 参数时，首先定义如式（3.4）所示的得分函数，由于该函数的线性特点，区分得分结果的差异性能力有限。

$$S'_f=\sum_{i=0}^{m} w_i x_i \tag{3.4}$$

为了增大不同类别之间的得分差异性，进而增强分类效果，采用式（3.5）对式（3.4）进行优化。其中以 e 为底的得分函数在保证单调性的同时，得分差异更显著。

$$S_f=e^{\sum_{i=0}^{m} w_i x_i} \tag{3.5}$$

然后使用 n 分类归一化概率分类函数 Np，见式（3.6），将前层的神经元输出映射到固定区间（0-1）内。

$$Np=\begin{bmatrix} y_1 \\ y_2 \\ \vdots \\ y_n \end{bmatrix}=\frac{1}{\sum_{j=1}^{n} e_j^{\sum_{i=0}^{m} w_i x_i}}\begin{bmatrix} e_1^{\sum_{i=0}^{m} w_i x_i} \\ e_2^{\sum_{i=0}^{m} w_i x_i} \\ \vdots \\ e_n^{\sum_{i=0}^{m} w_i x_i} \end{bmatrix} \tag{3.6}$$

其中 n 为分类结果数量，y_i 为分类输出概率，所有多分类输出的概率值总和为1，即式（3.7）。

$$\sum_{i=1}^{n} y_i = 1 \tag{3.7}$$

由此，实现了算法的多分类功能。为了说明分类算法的计算过程，假设以四分类输出，对式（3.6）进行运算，其过程如图 3.6 所示。设四通道的输入 $S_{f1}-S_{f4}$ 为前层网络输出，通过以 e 为底的指数运算后得到 $e^{s_{f1}}-e^{s_{f4}}$，并将四个结果累加得到 $\sum_{j=i}^{4} e^{s_{f_j}}$，用 e^{s_f} 分别除以 $\sum_{j=i}^{4} e^{s_{f_j}}$ 得到输出 y_1-y_4。从 y 的结果分析，不同类别的输出结果存在差异，并且符合 $\sum_{i=1}^{4} y_i = 1$ 的结论。

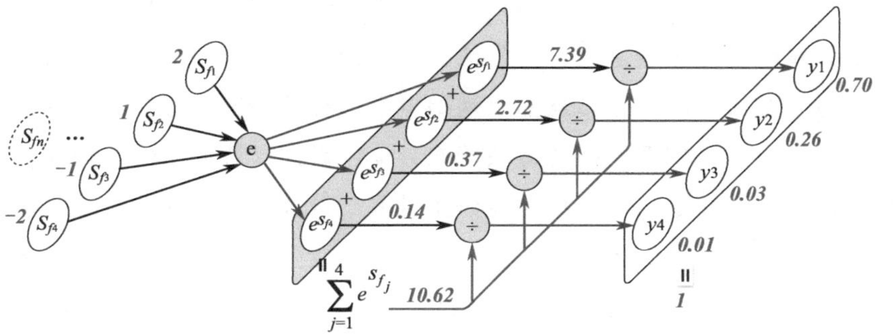

图 3.6　归一化概率分类函数示例

（5）梯度下降　梯度下降算法决定了设计模型的性能。普通的梯度下降法通过不断更新权值与偏置参数的值，让函数移动到目标终点。但这一过程需要不断迭代或者调整学习率来实现最优解。如果学习率设置偏大，会在每次迭代时产生过大步长，导致高振动幅度和较大误差；学习率设置偏小会增加迭代次数，导致训练时间势必增加。本章选用的动量梯度下降法（gradient descent with momentum，Momentum）是在原始梯度下降法的基础上进行了优化，该方法可提高学习率的上限值，降低迭代发生的次数。由于存在纵向的大幅值连续振动，使得算法的稳定性、收敛速度等指标受到影响，因此期望实际运算的振动尽可能小，振动的平均值趋于 0，函数在水平轴上迅速到达目标终点。采用梯度相关的加权平均方法把纵向轴上冗余的振动量消除，从而使得学习率上限值选取范围更大、函数收敛速度更快。最终减少了纵向振动，加快了横向运动速度，实现了从起点到终点的快捷通路。动量法与普通梯度法的效果对比见图 3.7。

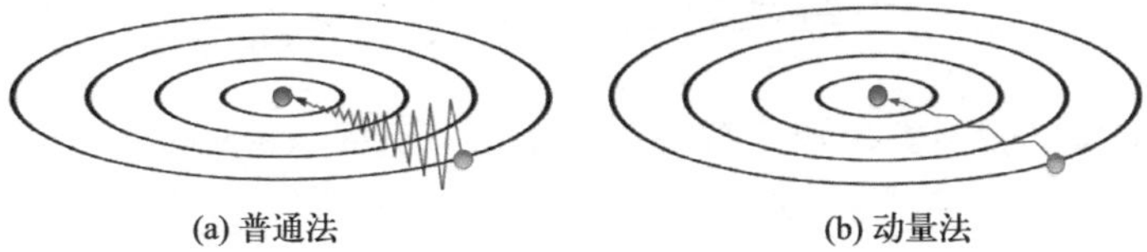

图 3.7　梯度下降方法对比

图 3.7 中从外圈的黄色起点到绿色终点可能经过不同路径，图（a）中蓝线采用了普通梯度下降方法，图（b）中红线采用动量梯度下降方法。

3.3.2 区域候选网络

原始图像经过 VGG16-NET 输出的特征图像，送入如图 3.8 所示的 RPN 网络中[97]，3×3 结构的卷积核被设定成一种窗口，并在特征图像中按照规定步伐移动，最终满足输出的要求。在图像中被识别物体的实际大小，可以用一个矩形区域框图形圈定，同时通过算法中设计的分类器也得到一个区域框图形，这个框图圈定的区域就称之为候选区。通常情况下，经过计算得到的候选区域与实际区域会存在位置及大小的偏差，从而出现圈定不准确的情况，最终导致不能正确检测出物体的结果。采用框回归的方法能充分地将候选区域向实际区域靠近，这一过程需要区域框不断修正锚定框。在修正过程中设计一种映射并计算得到一系列修正参数，从而匹配对应每个锚定框。在算法执行中这些锚定框并非全部都被采用，所以引入一种阈值方法对满足要求的条件进行筛选，过滤掉不符合要求的值，保留下来的值作为候选参数输出。

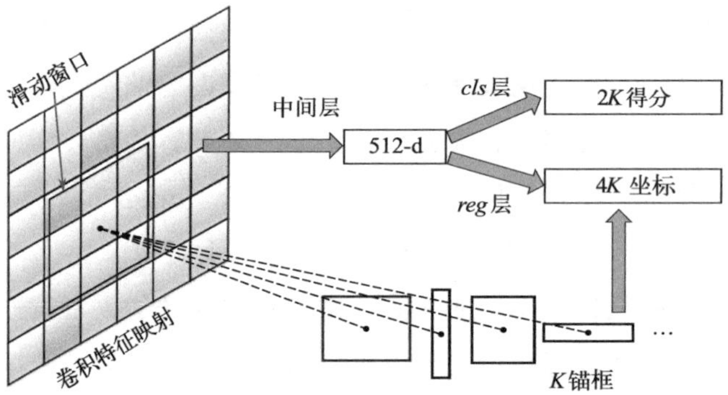

图 3.8 区域候选网络

训练 RPN 的方法参考损失函数描述过程见式（3.8）：

$$smooth_{L_1}(x)=\begin{cases}0.5x^2, & |x|<1\\ |x|-0.5, & otherwise\end{cases} \tag{3.8}$$

在该层中使用的损失函数包括：分类损失 L_{cls}，见式（3.9）；回归损失 L_{reg}，见式（3.10）。

$$L_{cls}(p_i,p_i^{\Delta})=p_i^{\Delta}log\ p_i+(1-p_i^{\Delta})log(1-p_i) \tag{3.9}$$

$$
\begin{aligned}
L_{reg}(T_i, T_i^{\Delta}) &= smooth_{L_1}(T_i - T_i^{\Delta}) \\
&= smooth_{L_1}(x_i - x_i^{\Delta}) + smooth_{L_1}(y_i - y_i^{\Delta}) \\
&\quad + smooth_{L_1}(w_i - w_i^{\Delta}) + smooth_{L_1}(h_i - h_i^{\Delta})
\end{aligned}
\tag{3.10}
$$

由于存在 $T_i=(t_{i,x}, t_{i,y}, t_{i,w}, t_{i,h})$，$T_i^{\Delta}=(t_{i,x}^{\Delta}, t_{i,y}^{\Delta}, t_{i,w}^{\Delta}, t_{i,h}^{\Delta})$关系，所以式（3.10）转换成式（3.11）表述，

$$
L_{reg}(T_i, T_i^{\Delta}) = \sum_i smooth_{L_1}(T_i - T_i^{\Delta}) \quad i \in (x, y, w, h) \tag{3.11}
$$

上述式中的参数意义表述为：i 代表区域索引号，p_i 被设定为目标预测成功概率值，p_i^{Δ} 被设定为锚点的实际标签，T_i 被定义成锚点预测的边框坐标参数，T_i^{Δ} 被定义成锚点取值为正的实际边框坐标参数。其中 T_i 和 T_i^{Δ} 中的隶属元素具有式（3.12）所示的关联性。x、y、w、h 描述为标记边框参数，预测、锚点、实际框的坐标为 x、x_a、x^{Δ}。

$$
\begin{aligned}
[T, T^{\Delta}] &= \begin{bmatrix} t_x, t_y, t_x^{\Delta}, t_y^{\Delta} \\ t_w, t_h, t_w^{\Delta}, t_h^{\Delta} \end{bmatrix} \\
&= \begin{bmatrix} (x-x_a)/w_a, (y-y_a)/h_a, (x^{\Delta}-x_a)/w_a, (y^{\Delta}-y_a)/h_a \\ log(w/w_a), log(h/h_a), log(w^{\Delta}/w_a), log(h^{\Delta}/h_a) \end{bmatrix}
\end{aligned}
\tag{3.12}
$$

如图 3.9 所示，以心电图为例分析边界框回归原理。

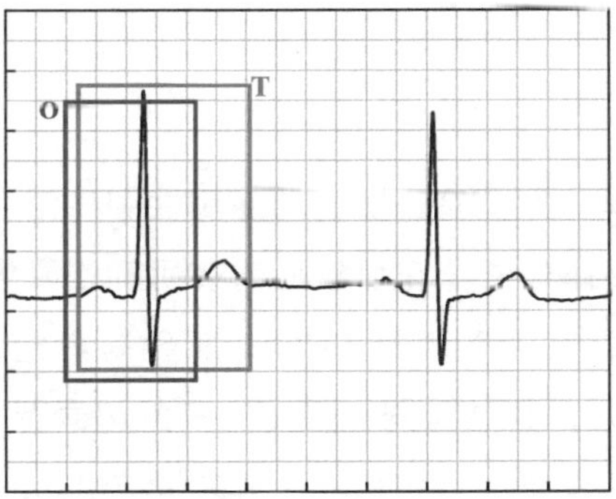

(a) 实际目标与初始识别

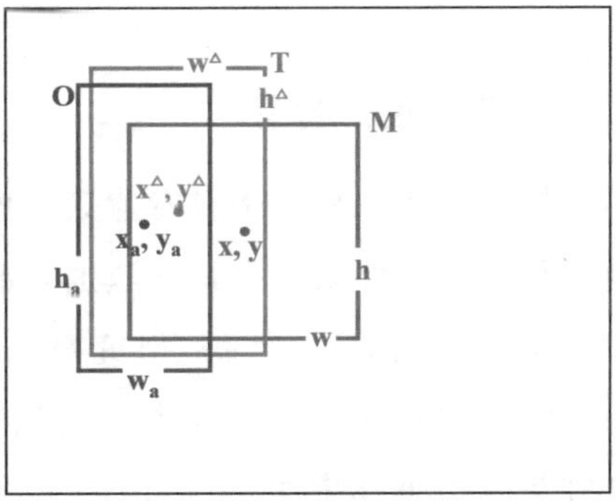

(b) 调整过程

图 3.9　边界框调整

图中绿色框 T 代表一个心脏传导周期内的实际波形的范围，红色框 O 代表算法对波形的初始识别范围，显然两种框之间存在较大偏差，导致识别结果不准确。为了减少实际值与识别值之间的误差，在两种框相隔较近的情况下采用例如

平移或者放缩的线性变换解决。这需要设定一个中间变量蓝色框 M，其作用是将 O 经过线性变换调整后等于 M，并使其趋近于实际值 T，从而准确地识别波形的实际范围。

从 RPN 结构中得到的锚点不唯一，在多锚点结构中，归一化总损失定义为 N^{Δ}，包含两个元素即归一化分类损失 $NCLS$ 和归一化回归损失 $NREG$，见式(3.13)。

$$N^{\Delta}(\{p_i\},\{t_i\})=\begin{bmatrix} NCLS(\{p_i\},\{t_i\})=\dfrac{1}{N_{\text{cls}}}\sum_i L_{\text{cls}}(p_i,p_i^{\Delta}) \\ NREG(\{p_i\},\{t_i\})=\dfrac{1}{N_{\text{reg}}}\sum_i p_i^{\Delta}L_{\text{reg}}(t_i,t_i^{\Delta}) \end{bmatrix} \tag{3.13}$$

进而得到总体性损失函数 L，见式（3.14）。

$$\begin{aligned} L(\{p_i\},\{t_i\}) &= N(1)+\lambda\cdot N(2) \\ &= \frac{1}{N_{\text{cls}}}\sum_i L_{\text{cls}}(p_i,p_i^{\Delta})+\lambda\frac{1}{N_{\text{reg}}}\sum_i p_i^{\Delta}L_{\text{reg}}(t_i,t_i^{\Delta}) \end{aligned} \tag{3.14}$$

参数 λ 的作用是加权优化归一化总损失 N^{Δ} 的各元素之间的平衡。通常选取其缺省值即可得到优化状态。

3.4 二维图片的心搏分类识别模型

3.4.1 心搏识别数据集

本节使用的实验样本来自专业数据库，为了验证实验的通用性和广泛性，选择了其中具有代表性的三类特征数据：心律失常、充血性心力衰竭和正常窦性心律，是智能识别研究中常见的研究对象。其中采用的 ECGData 数据集包括 162 条记录，每条记录具有 65536 个心电数据。其结构排列为前 96 条记录是 MIT-BIH 心律失常数据库中 48 条记录的 ECG 数据；中间 30 个样本是 BIDMC 充血性心力衰竭数据库中 15 条记录的 ECG 数据；最后 36 条记录是 MIT-BIH 正常窦性心律数据库中 18 条记录的 ECG 数据。实验样本的选择规范及映射关系如图 3.10 所示。图 3.10（a）代表了从 MIT-BIH 数据库中选取三类样本记录的条数，该数据是总样本的来源。并从其中分离出的数据，共累积堆叠了 162 条记录，展示于图 3.10（b）横坐标，对该集合数据进行研究，其中每条记录的序列长度为 65536，展示于图 3.10（b）纵坐标。

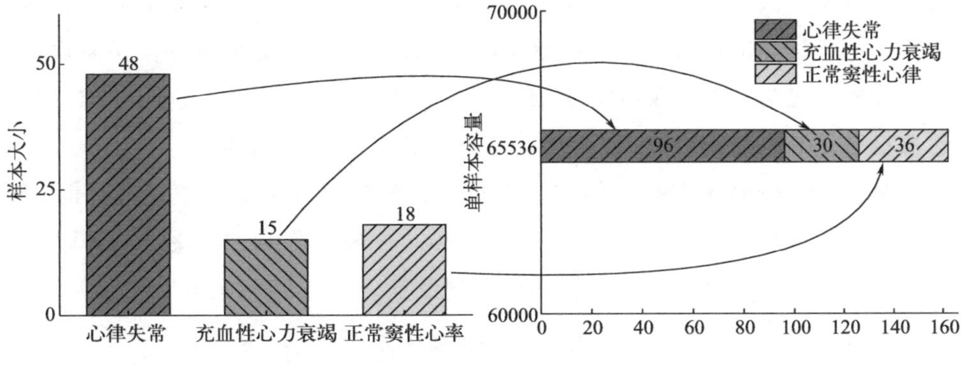

图 3.10　样本选择及映射关系

以往有一些研究者为了增加样本量，将心电数据中的 R 波单独提取出来作为样本数据。这种方式剔除掉了波动段之间的无效数据，但是工作量巨大，因此并不适用于大数据分析。而本节提出的基于 Faster R-CNN 卷积神经网络的心电识别方法能够自动提取数据中的特征，即便存在无效数据也能达到很好的识别效果。因此，为了满足实验需要，数据重新分割是必要步骤，本节采用批量分割算法，将每条记录截取成 60 个同标签的新样本，每个新样本包括 1000 个心电数据。心律失常的样本数为 5760，充血性心力衰竭的样本数为 1800，正常窦性心律的样本数为 2160。每个类别的心电数据如图 3.11 所示。

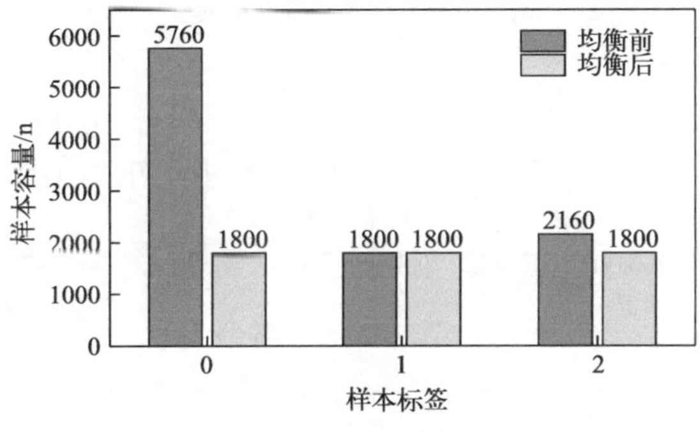

图 3.11　样本均衡前后数量对比

经过分割后的 3 类新数据集中各类样本的数量不均衡，容易影响训练模型的识别效果。为了保证实验效果，对数据首先进行均衡变换，其过程是以充血性心力衰竭的样本数为基准，从 5760 个心律失常样本中随机抽取 1800 个样本，从 2160 个正常窦性心律样本中随机抽取 1800 个样本。即最终数据集中包括 5400

个样本，每个类别的样本数均为 1800。数据量被均衡前后对比见图 3.11。其次是考虑到数据间具有相关性，数据集中三个类别的样本没有充分混合，这样排列数据并不利于模型的训练，因此将这 5400 个样本进行了随机排序。实验设计采用常规步骤，包含训练、测试、验证。每一步骤需要选择符合验证标准的数据量。数据总量是经过图 3.11 均衡化处理后选定的 5400 个样本。

从总样本中按照序列排列结构，选择并分配到每一个集合中，选择前 5000 个样本作为训练集和验证集，其中 80％即 4000 个样本作为训练集，20％即 1000 个样本作为验证集，最后 400 个样本作为测试集。如表 3.1 所示。

表 3.1 数据集分配

参数	数据总量		
	5400		
参数	训练集	验证集	测试集
数量	4000	1000	400

实验过程中的一个重要环节是对输入信号的整理。将经过随机排列的一维序列信号的各点输入描点软件，并将其绘制在以 x 为时间轴、y 为幅值的二维坐标系中，在 1000 个点的采样范围内，把每类心电信号的结果以 3171×1413 像素值保存成 JPG 格式的图像，同时保证信号的峰值在显示范围内。被标定为 0、1、2 标签的三类信号被批量生成大小相同、横纵坐标轴长度一致的图片，并用其作为网络输入信号。三种类别的心电信号图片信息如图 3.12 所示。

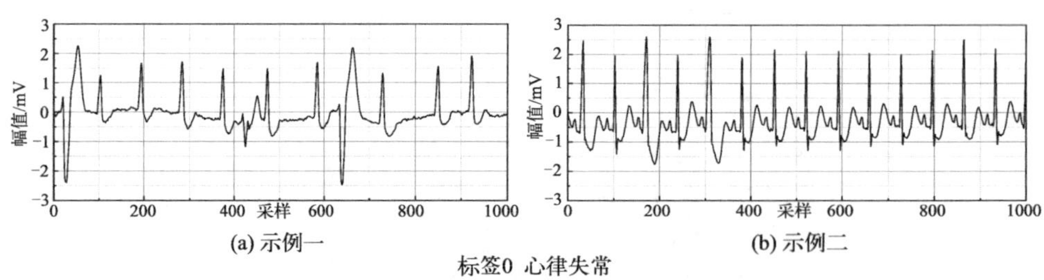

(a) 示例一　(b) 示例二

标签0 心律失常

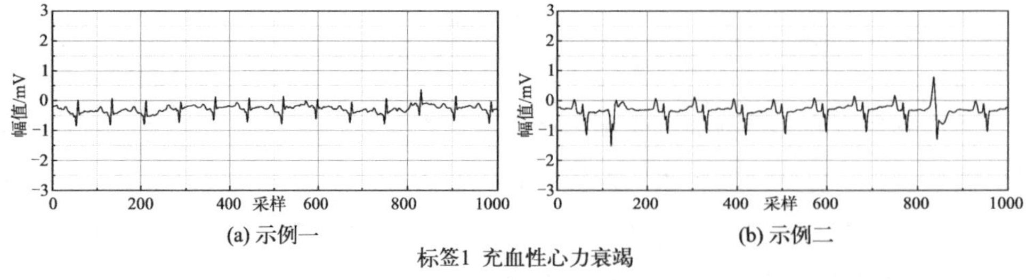

(a) 示例一　(b) 示例二

标签1 充血性心力衰竭

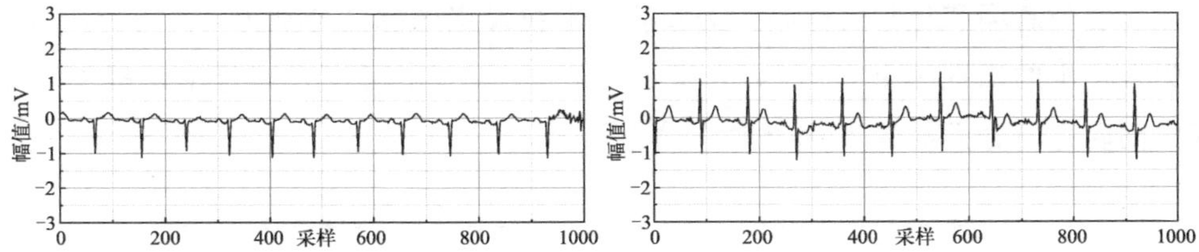

(a) 示例一　　(b) 示例二

标签2 正常窦性心律

图 3.12　三类心电图样本

3.4.2　训练过程

为了确定心脏疾病的诊断模型，本节利用基于 Faster R-CNN 的方法对二维坐标描绘式心电图片数据进行训练，训练网络的参数设置如表 3.2 所示。

表 3.2　训练网络参数设置

参数	设定值	参数	设定值
学习率	0.0001	交并比	0.6
动量值	0.9	批量值	1
锚定	[0.25,0.5,1.0,2.0]	迭代次数	10000
锚定比	[0.5,1.0,2.0]		

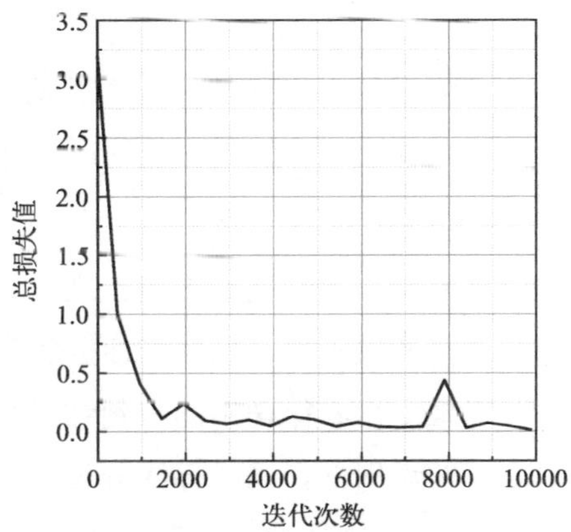

图 3.13　数据集损失曲线

通过训练得到了如图 3.13 所示的总损失曲线。该曲线是由分类损失曲线、定位损失曲线叠加形成的。通过损失曲线展现预测结果与实际数据差距的程度。图中总损失曲线反映的变化趋势为：随着程序迭代过程的进行，沿着纵坐标方向，曲线从高值快速下降至 0 附近。从初始状态值 3.18 附近快速下降，在到达 3000 步时曲线趋近于 0 附近小幅波动，随着训练过程进行到 10000 步，曲线波动平稳。因此训练的模型对心电信号的识别具有可行性。

3.4.3　结果与分析

本节设计的网络输出需要对期望结果进行标定及分类。因此需要在实验输出结果图片中展现出每个心搏的识别框和分类编号。其中，三种数据为心律失常、充血性心力衰竭和正常窦性心律的实验样本被设定的标签分别为 0、1、2。对心律失常样本的识别结果如图 3.14 所示。从图 3.14 中可以看到每个心搏的识别框，同时标注分类标签为 0。

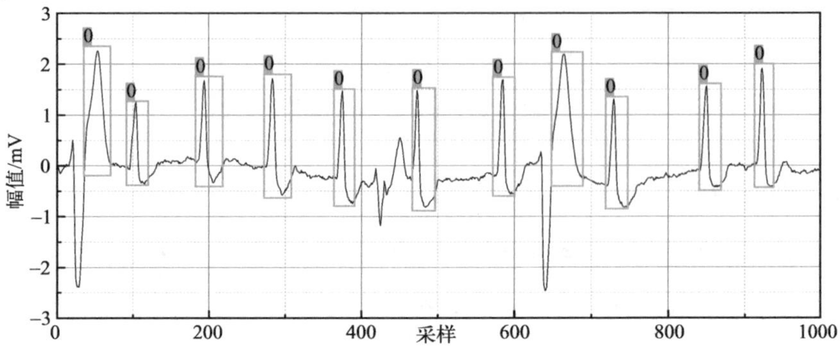

(a) 结果一

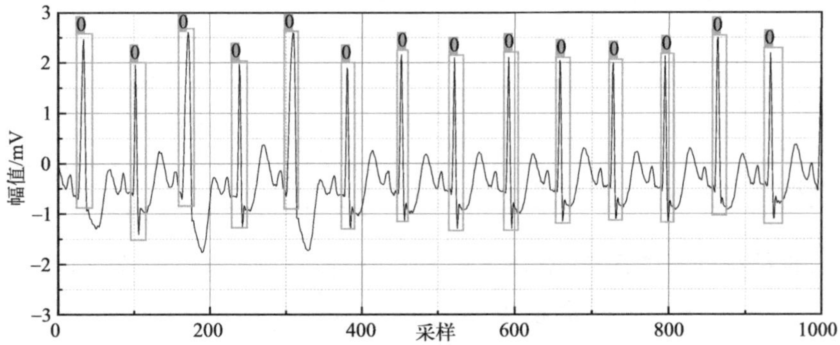

(b) 结果二

图 3.14 心律失常心搏识别

对充血性心力衰竭样本的识别结果如图 3.15 所示。从图 3.15 中同样可以看到每个心搏的识别框，同时标注分类标签为 1。

对正常窦性心律样本的识别结果如图 3.16 所示。从图 3.16 中同样可以看到每个心搏的识别框，同时标注分类标签为 2。

Faster R-CNN 被用来对本节实验数据样本进行识别，各类样本的识别准确度见表 3.3。其中被标注为 0 类标签的识别准确度达到 98.75%，被标注为 1 类标签的识别准确度达到 98.59%，被标注为 2 类标签的识别准确度达到 99.01%，计算三类标签识别准确度的平均值，得到 98.78%的平均准确度。实验结果已经能够基本满足医疗辅助诊断的需要。同时，Faster R-CNN 对图像目标特征智能提取的优良性应被充分体现。

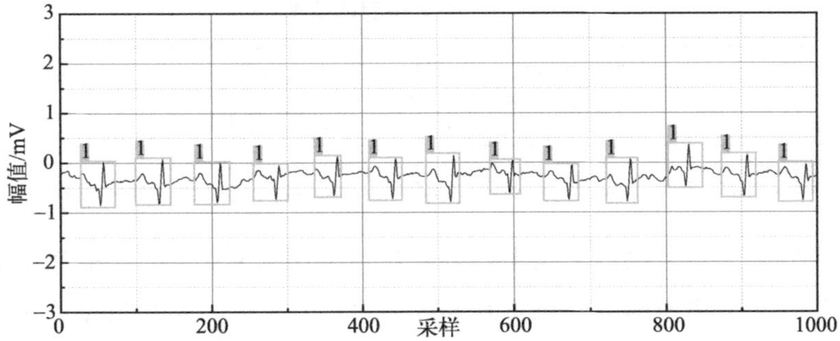

(a) 结果一

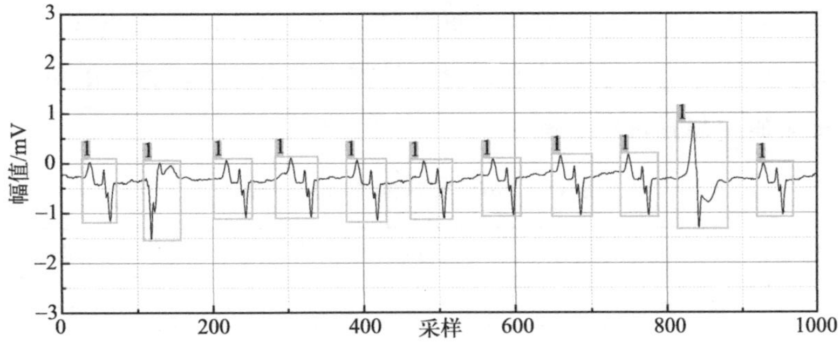

(b) 结果二

图 3.15　充血性心力衰竭心搏识别

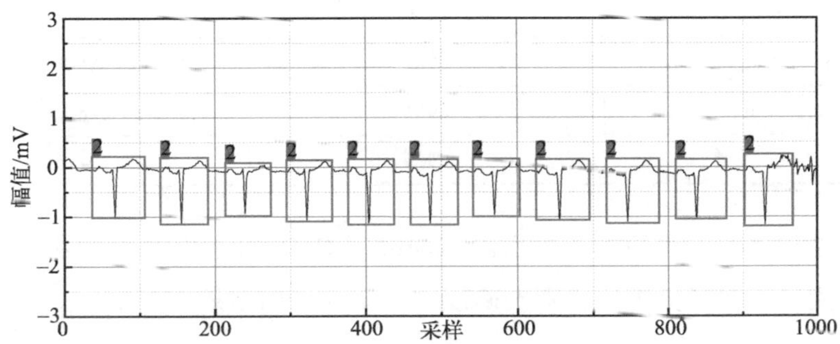

(a) 结果一

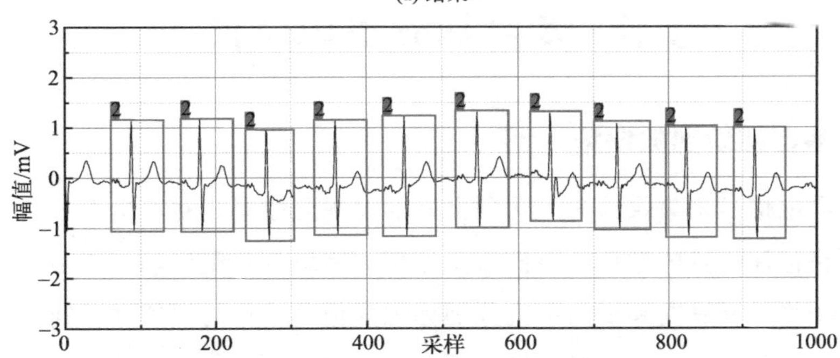

(b) 结果二

图 3.16　正常窦性心律心搏识别

表 3.3 样本识别准确度

参数类型	识别准确度/%	参数类型	识别准确度/%
0 标签类样本	98.75	2 标签类样本	99.01
1 标签类样本	98.59	三类的平均值	98.78

为了充分验证本节提出的模型的有效性，采用 CNN 方法选用与本节相同的三类数据集，并采用相同的分割方式和随机排列方式，目标数据格式采用一维序列的形式作为输入信号，识别三类信号的平均准确度为 97.67%。另外，将本节的研究结果与其他同类文献的研究结果进行对比，对比结果见表 3.4。虽然这些对比方法对识别目标的侧重点略有差异，但都基于单导联异常心电信息检测，且数据集均按照通用规则进行分配。

表 3.4 不同算法的准确度对比

识别方法	年份	平均准确度/%
Faster R-CNN	—	98.78
CNN	—	97.67
Lih O S et al[102]	2018	98.10
Çınar A et al [103]	2020	96.77
Shaker A M et al [104]	2020	98.00
Yang P et al [105]	2021	98.10
Naz M et al[106]	2021	97.60

对比结果表明，采用本文提出的 Faster R-CNN 算法对二维图片形式的心电图进行识别，实现了更高的识别准确度，显示的识别结果更直观。

3.5 多目标分类识别模型

3.5.1 多目标识别数据集

通常心电信号采集仪器为了达到良好的可视化效果，在心电图纸上采用固定尺寸的网格标注。具体过程是由栅格化处理的网络背景组成，每一最小单元设定成正方形小格，其纵向和横向单位分别标记为信号采集的幅值和时间。基于上述基础规范，为分析心电信号特征提供便利，心电信号识别分类过程的必要步骤，是识别心电信号中具有明显特征的波形形态，以及这些特征波形的幅值高度和它们之间的时间位置关系。具体分析是对心电信号中的 P、Q、QRS、T、U 波及各间期、各波段的分析[107]，如图 3.17 所示。图中清楚显示了在正常情况下，标准心脏传导活动周期所产生的各波形情况。由于心电信号以心电图的形式描述，可以方便计算心率、节律的参数，给心电图的分析过程提供极大的便利[108]。

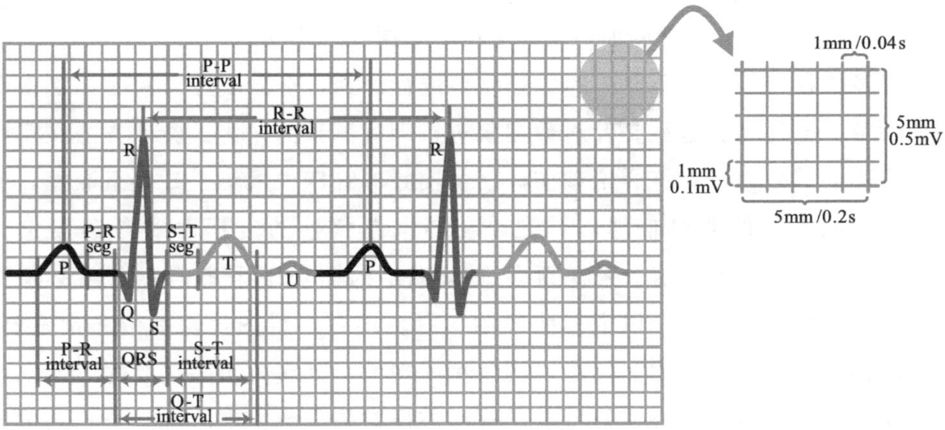

图 3.17　标准心电图

此外，分析心电图就必须掌握标定及校正的方法[109]。心电图机打印的实际心电图报告中通常都会标有定标曲线，如图 3.18 所示。其作用是使心电图仪器在输出前必须经过正确的标定校正，使 1mV 幅值的心电信号在心电图纸上产生 10mm 的偏移量。

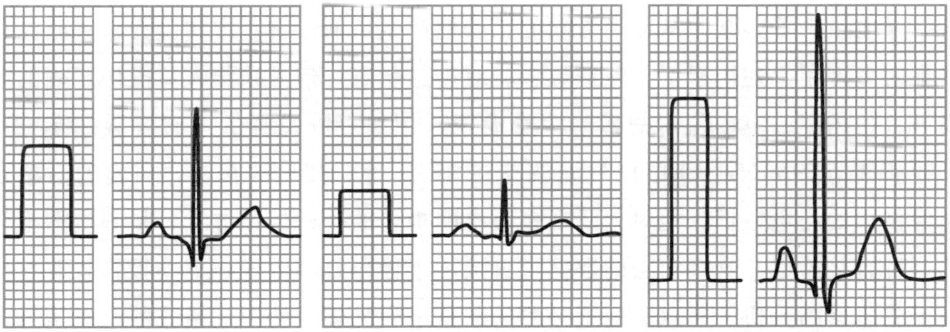

(a) 正常　(b) 半压　(c) 倍压

图 3.18　定标电压

心电图仪器上的专用定标按钮在按下时会产生 1mV 的矩形方波。当机器正确标定时，在心电图报告中产生 10mm 高的方波，如图（a）所示。其输出频率由仪器的生产厂家预设定（例如 2.5Hz）。如果不能正确地对 1mV 心电信号进行标定，就会有高于或低于 10mm 的偏移量。在一个心脏传导周期上的波形中，P 波、QRS 波群和 T 波的幅值就会与实际值有偏差。由于在实际心电图测量时，可能会产生偏移现象，故标定非常重要。当出现很大的偏移时，比如起搏器产生的大的起搏信号或者因为心室肥大导致 QRS 波群高电压时，为了在显示设备上清晰地显示心电图波形，应选择半压标准记录心电图，如图（b）所示。如果采集的心电图波很小，通常应加倍定标电压，如图（c）所示。

许多研究只是针对心电图的部分波形进行识别，本方法可以同时识别多个参数细节。上述实验过程是针对数据集进行训练测试的，为了验证方法在实际临床应用的有效性，在符合伦理前提下从实际的临床中采集了 500 组数据，他们来自不同人员的心电信号。首先，在心电图仪器的定标曲线参数设定为 10mm/1mV，2.5Hz，信号采样频率为 500Hz 的前提下采集。心电图必须经过定标之后打印输出，所以定标曲线的实际输出在二维图片识别中非常重要，所有的输出波形都是根据定标曲线按比例实现的。其次，实验选取的数据来自Ⅱ导联，并且具有窦性心律的特点，这样方便对临床数据中的每一个心脏传导周期上的波形进行多目标识别。最后，利用 3.4.1 节信号格式转换方法，将临床的一维序列转换成二维图片格式。为了分类输出结果的微小细节信息显示得更清晰，因此，每个人的心电数据采集时长包括了 5000 个机器采样点，其中连续的 2500 个采样点在实验中被选择，并将分割后的数据结果以 4071×1295 像素值保存成 JPG 格式的图像。

心电信号容易受到各种干扰，例如工频干扰、是否处于静息状态、肌电信号、通电设备等因素，从而对诊断的正确性产生负面影响。本实验在采集心电数据集时考虑了上述因素，在保证患者相对静息状态，信号采集人员操作正确的前提下，使用了心电图仪器的默认消噪设置，例如可以设置低通滤波器在 40Hz，工频滤波器在 50Hz，肌电信号滤波器在 35Hz 等。其目的在于，实验的对象是图像格式的心电数据，是对人眼观察心电图报告的一种模拟方式，是心电图报告的一种直接映射。这些消噪的数据可直接用于输出打印生成心电图报告，并直接用于临床诊断分析。所以进行了必要的默认消噪处理，使图片格式的心电信号波形，与实际临床心电图报告的波形形式相匹配。实验设计包含了四类识别目标，分别是定标曲线、P 波、QRS 波群和 T 波。

实验设计采用常规步骤，包含训练、验证和测试。每一过程需要选择符合标准的数据量。数据总量包括 500 个样本，并按照顺序排列结构，随机选择并分配到每一个集合中，选择前 400 个样本作为训练集和验证集，其中 80% 即 320 个样本作为训练集，20% 即 80 个样本作为验证集，最后 100 个样本作为测试集。由于每份样本之间存在非相关性，所以三个集合间具有互斥性。

3.5.2　训练结果

为了确定心脏疾病信息的分析识别模型，本节利用基于 Faster R-CNN 对二维图片式心电图数据进行训练。通过训练得到了如图 3.19 所示的临床数据总损失函数曲线，图中曲线反映的变化趋势为：随着程序迭代过程的进行，在纵坐标方向上，从初始状态值 3.54 附近快速下降，在到达 10000 步时曲线趋近于 0 附近小幅波动，随着训练过程进行到 30000 步，期间的曲线波动平稳。因此将该模型用于临床数据的识别具有可行性。

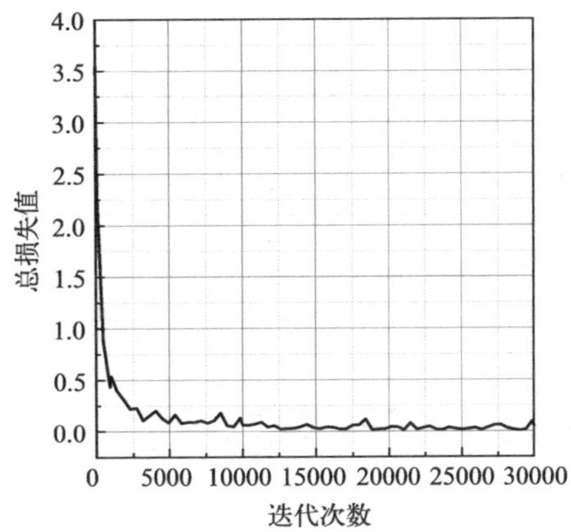

图 3.19　临床数据总损失曲线

在利用上述模型对二维图像进行识别之前，首先对带有定标曲线的心电图像建立坐标系，如图 3.20 所示。

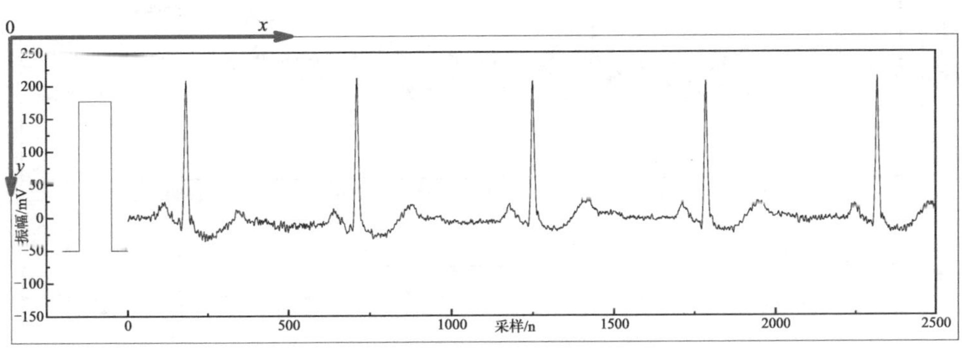

图 3.20　心电图像坐标系

本节中选用图像的左上角像素点作为坐标原点 0，向右为 x 轴，向下为 y 轴，实验中所有的坐标识别都是以此坐标系为基准。坐标的获取为心电信号的识别提供了数据基础。算法对二维图片式心电图的细化识别结果包含了四类标签即 O、P、R、T，分别代表定标曲线、P 波、QRS 波群及 T 波，识别结果如图 3.21 所示。

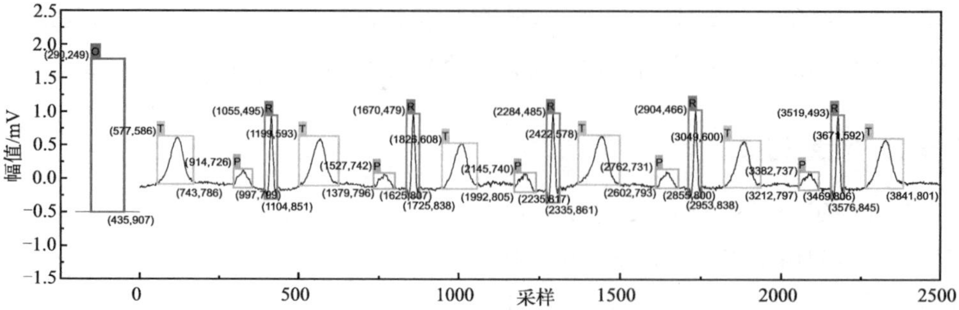

(a) 结果一

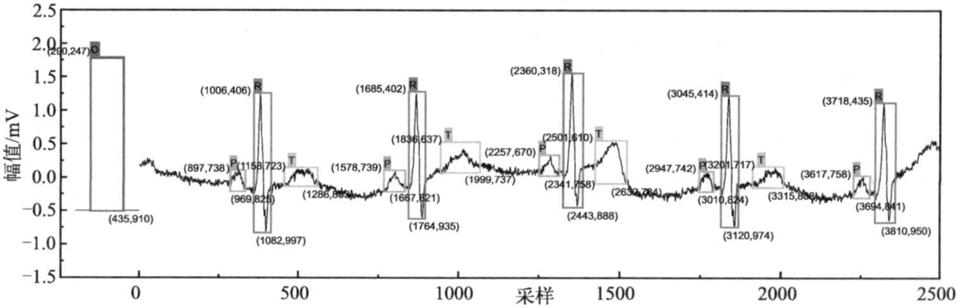

(b) 结果二

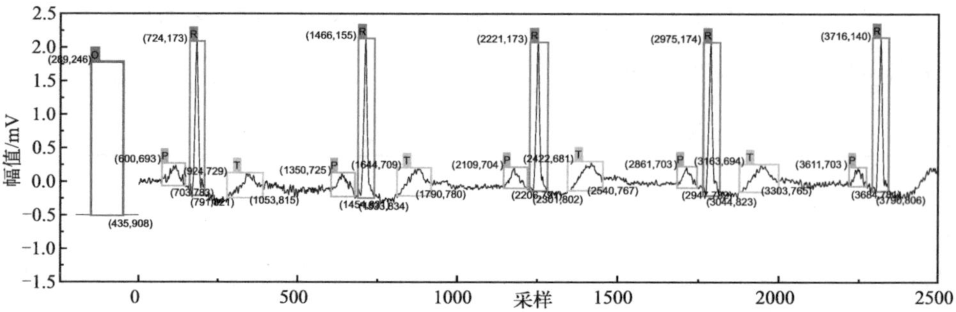

(c) 结果三

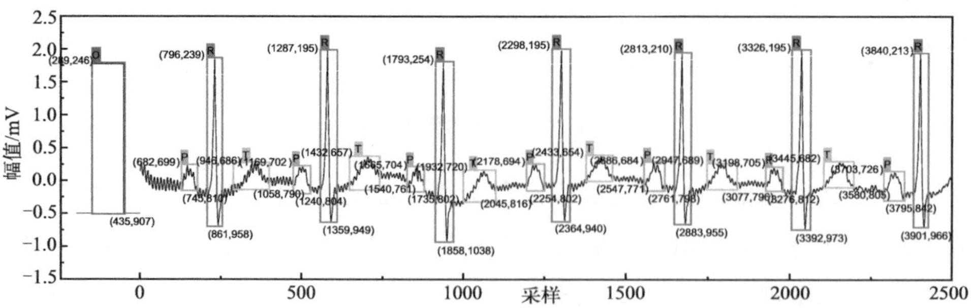

(d) 结果四

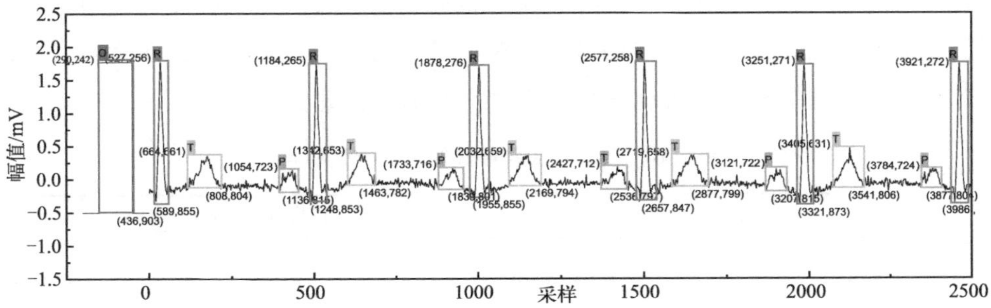

(e) 结果五

图 3.21　临床数据波形识别

Faster R-CNN 用来对临床试验数据样本进行波形识别，识别结果见表 3.5 所示，其中，被标注为 O 类标签的识别准确度达到 99.68%，被标注为 P 类标签的识别准确度达到 98.32%，被标注为 R 类标签的识别准确度达到 98.85%，被标注为 T 类标签的识别准确度达到 98.90%。实验结果表明，提出的方法在总体平均准确度上达到了 98.94%。因此提出的方法对医疗辅助诊断具有可行性。

表 3.5　不同波形的识别准确度

类别	含义	准确度
O	定标曲线	0.9968
P	P 波	0.9832
R	QRS 复合波	0.9885
T	T 波	0.9890
平均准确度	—	0.9894

3.5.3　分析与讨论

将算法获取的心脏传导周期中各个细化波形的坐标参数值，对心电信号中的主要参数进行分析具有实际意义。首先需要建立心电信号的时间、幅值参数与图片中坐标参数之间的映射关系。本节采用的临床心电信号数据是在心电图仪器的定标曲线参数设定为 10mm/1mV，2.5Hz，高电平期间为 0.2s。由此得到定标曲线高度占用 2 大格，沿着纵轴方向的振幅最小单元格为 1mm/0.1mV。心电图的走纸速度设定为 25mm/s，信号采样频率为 500Hz，采样周期经历的时长则为 0.002s；那么进行 20 次采样对应的时长为 0.04s，即为 1 小格；依次类推，100 次采样的时长为 0.2s，即为 1 大格。在心电图报告中，一个最小单元格对应的横轴时长为 0.04s；一个大格包含 5 个小格，经历时长为 0.2s；因此，5 个大格经历时长为 1s，具体见表 3.6。所以作为识别标准的定标曲线的宽度与高度值便为已知量。由此，将心电信号的时间、幅值量映射到图片中的坐标量上，并以此为依据进行心电信号的各细化波形参数识别具有实际意义。

表 3.6 心电图纸各参数时间、幅值标准

参数	时间(宽度,s)/幅值(高度,mm)
1 小格宽度	0.04s
1 大格宽度	0.2s
5 大格宽度	1s
采样周期时长宽度	0.002s
定标高电平宽度	0.2s
定标曲线高度 2 大格	10mm

为了确立坐标之间的位置关系以及实现信号真实值与图像坐标之间的映射。首先，建立坐标式，对于每一个标注出来的识别框，用包含 4 个元素的数组 B 表示左上、右下两个点的坐标，见式（3.15）。

$$B=[X_{N_1},Y_{N_1},X_{N_2},Y_{N_2}] \tag{3.15}$$

其中，N 是需要识别的细化波形参数，如 O、P、QRS 和 T 等，(X_{N_1},Y_{N_1})表示左上角坐标点，(X_{N_2},Y_{N_2})表示右下角坐标点。其次，建立实际时间间隔 t_N、幅值高度 h_N 与图像坐标值之间的映射关系，见式（3.16），

$$\begin{cases} t_N=t_u \cdot (X_{N_2}-X_{N_1}) \\ h_N=h_u \cdot (Y_{N_2}-Y_{N_1}) \end{cases} \tag{3.16}$$

其中，t_u 是单位像素经历时间，h_u 是单位像素幅值高度，在本节中定标曲线参数值可由表 3.8 已知，所以有式（3.17），

$$t_u=\frac{0.2}{X_{O_2}-X_{O_1}}(\mathrm{s});h_u=\frac{10}{Y_{O_2}-Y_{O_1}}(\mathrm{mm}) \tag{3.17}$$

将得到的单位参数 t_u 和 h_u 代入式（3.16）中，从而实现心脏电生理信号的真实值与图像坐标之间的映射。由此，心电波形的精细范围识别可通过上述公式进行计算。以图 3.21（a）为例，对心电图中各主要参数计算结果见表 3.7 所示。经过分析发现，虽然实验只对心电信号中的 4 类波形进行了识别，但是其他心电信号的重要参数指标分析，可通过上述 4 类参数的坐标关系计算得到。表中统计出不同心电信号参数的时间跨度和幅值高度，其中对于从 O 段到 T 的 4 条数据，统计了时间跨度和幅值高度，对于从 P-P 间期向下到 Q-T 间期统计了时间跨度，

而未体现其幅值高度。除了 P-P 间期和 R-R 间期需要考虑两个相邻心脏传导周期对应的参数外，其余的参数均可在一个心脏传导周期范围内进行识别。

表 3.7　心电图各参数时间、幅值计算值

参数 N	公式计算		参数 N	公式计算	
	t_N/s	h_N/mm		t_N/s	h_N/mm
O	0.2	10	P-R 间期	0.194	—
P	0.114	1.11	P-R 段	0.08	—
QRS	0.068	5.410	S-T 段	0.131	—
T	0.229	3.040	S-T 间期	0.379	—
P-P	0.846	—	Q-T 间期	0.447	—

为了验证本章所提模型的适用性，结合临床不同疾病种类进行分析。由于采集样本中的疾病种类缺乏多样性，所以很多疾病没有包含。根据现有样本的特点，利用本章提出的算法模型可识别到的波形参数，进行疾病辅助分析的部分临床实例见表 3.8 所示[114]。

表 3.8　模型适用分析举例

N 取值类型	分析依据	可见于疾病类别
P	计算 P 形态，宽度、高度等	心房肥大、高钾血症等
Q	计算 Q 宽度超出正常范围	心肌梗死、心肌炎等
QRS	幅值增高/降低 宽度增加	心肌肥厚/电解质紊乱等 束支传导阻滞、心肌药物等
S-T	形态改变，抬高或压低，延长或缩短等	心肌缺血等
T	形态变化，高耸、低平、倒置等	高钾血症
U	U 波增大明显可见	低钾血症等
Q-T	跨度延长	心肌缺血、药物等
P、R、P-R、P-P、QRS	计算 P-R 值大于 0.21s，并持续增加	一度房室传导阻滞等
	周期性计算 P-R 延长，连续识别传导周期内波形，直到一个 P 后有 QRS 缺失	二度Ⅰ型房室传导阻滞等
	计算 P-R 恒定，成比例出现 P 后无 QRS	二度Ⅱ型房室传导阻滞等
	计算相邻 P 等距、R 等距，P 与 R 不相关	三度房室传导阻滞等

本章提出的模型对心电信号的各参数识别及临床疾病分析过程可参考如下：对于P波的疾病分析对应于心房除极化阶段，考虑到心房中正常激动自右至左的顺序，对其是否存在、波形形态、历经时长、幅值高度等作为考量依据。例如：P波消失可见于高钾血症，也可能融合在其他波形中，如发生室性心动过速时宽大的QRS波形将其掩盖；在特定导联上或者交界性心律可见倒置P波；左、右心房扩大可见于P波幅值增高、历时增宽以及切迹形态等，而导致心房扩大的因素有可能是由于瓣膜病，射血困难，高血压，心肌问题等。P波的历时大于0.11s、振幅大于0.25mV时，P波曲线下呈现的面积增大。

对于ST-T改变的分析，可从S-T段和T波两部分考虑。两者独立分析或者联合分析都可对应不同类别的疾病导致的临床表现。对于S-T段的分析对应于QRS波群的结束点与T波起始点之间的线段，代表左、右心室极化消除过程全部完毕到快速极化复原开始前的时间段。其形态变化包括压低或抬高、增宽或缩短等，例如S-T段抬高可见于心肌缺血等。对于T波的分析对应为心室的极化恢复阶段，从形态变化上可见到高耸、巨大、低平、倒置等，例如幅值大于1.5mV可见于高钾血症等。

对于Q波，首个出现的方向向下的负向波形。对其异常情况进行分析，可参考包括宽度超过0.04s，幅值高度比同导联R波的1/4大，或者不应该出现的导联中发现Q波等。例如心肌梗死、心肌炎等。

对于QRS波的分析对应于心室的除极化阶段，其临床形态在不同导联中可见多种模式。其波形变化依据主要有：高电压、低电压可见于心肌肥厚、电解质紊乱等；历时宽度问题可见于束支传导阻滞、心肌疾病等；存在性可结合长时信号中二度、三度房室传导阻滞分析等。

U波是心室极化恢复过程的一部分。通常其波形不明显，可参考波形的明显增大及倒置等对其进行分析，例如低钾血症可出现U波振幅增大，心肌缺血也可出现U波倒置。

通常以单一的波形来分析多样化、复杂化的心脏疾病具有局限性。利用P波与P-P、P-R、QRS波等其他波形参数联合分析，可极大地增加疾病的分析范围。例如，在长时的信号中，波形参数的联合分析可判断各种类型的传导阻滞（房室传导阻滞、束支传导阻滞等）；Q-T间期对应于心室的极化消除和极化恢复的时间总和，与其进行结合可进行心率的计算，来确定心动过缓或者心动过速；也可分析多个心动周期下P-P和R-R的节律是否规则。P-R间期的延长超限甚至大于0.35s，可见于P-R间期延长症。其表现为心室舒张期的有效充盈时间均缩短，可导致二尖瓣反流、心功能不全等。这些疾病的分析不仅要考虑单个波形参数，同时还要兼顾波形间以及多个传导周期间的联系。

综上分析，本章提出的基于 2D-ECG 和 Faster R-CNN 的分类识别模型，可适用于众多临床疾病的分析。但是本次实验采用的实验数据原始样本范围有限，在实际应用过程中，应扩大总体样本范围，并且样本的采集应满足疾病的多样性，以提高临床数据的识别准确度，尤其是一些特定疾病的心电图中某类细化波形的缺失，所以对分析结果还应多方面综合确认。

3.6　本章小结

本章提出了适用于图像层面的二维图片式心电图快速区域识别方法（2D-ECG 和 Faster R-CNN）。该方法打破了以一维序列为对象的常规研究方式，将具有形态多样性的一维心电信号转换成二维图像信号，实现多角度全方位描绘信息的能力，分别基于两种不同类型数据进行模型搭建和实验分析。其一，依据 MIT-BIH 数据集中的充血性心力衰竭、心律失常和窦性心律三类数据的结构和数据量特点，对心脏传导周期内的一个完整心搏进行分类识别与定位，其平均识别准确度达到了 98.78%；其二，以临床窦性心律的心电数据为研究对象，对每个细化波形进行分类识别与定位，其平均识别准确度达到了 98.94%。结合图像中识别到的坐标值与实际值之间的转换关系，可实现对多种疾病的辅助分析。通过与支持向量机、卷积神经网络、循环神经网络、长短时记忆网络等模型的对比实验表明，本章提出的方法在心电信号识别分析效果方面有所提升。

·第4章·

基于密集像素检测网络的超声心动图识别方法

4.1 引 言

超声心动图是检测心脏运动特性和结构特点的重要手段，由于在心功能诊断过程中与左心室相关的评价指标占比大，所以大部分研究关注于左心室及其相关参数[115]。而心室的生理结构存在个体差异以及超声心动图存在高噪声、低分辨率和低对比度，使得二维超声心动图存在不同程度边界模糊情况。但是目前大部分应用于左心室分割的图像处理方法会发生过分割或欠分割的情况，使得心功能的诊断出现偏差。所以正确标记左心室区域及计算相关重要参数是提高心功能评价效果的重要方式。

而目前应用较多的基于卷积神经网络的传统图像目标分割方法有以下特点：对单个像素的分类化操作，通常选用该像素的相邻区域块作为模型的输入进行计算，会产生如下问题：首先，对于一个区域块窗口在计算中不断滑动并输入CNN中分类识别，会使得存储空间随着窗口滑动次数和设定增加而增加的问题。其次，在窗口移动过程中，具有几何位置相邻性的区域块在卷积计算过程中存在重复性，使得计算效率降低。再次，区域块大小的设定同样限制了模型对目标的感受范围。因为区域块的设定尺寸通常会远小于原始输入图像的尺寸，所以针对某一独立的区域块，其功能被限定在一些局部的、片面化的特征提取上，从而分类性能受到抑制[116-118]。

本章考虑算法网络对输入图像尺寸大小的灵活性，避免以像素块为计算单元，产生重复的存储和计算问题，使识别结果更加高效，提出一种用于二维超声心动图的目标区域识别方法。通过密集像素特征的识别过程及对比实验，验证所提算法的可行性。

4.2　心功能分析整体框架流程

在检查初期被大量使用的心电图指标，对判断心脏功能状态并非具有唯一性。心电图正常不能排除心脏疾病可能性，同样应避免将一些正常变异误认为不正常。因为有时心电图体现的貌似正常指标却与实际心功能正常属性之间存在非必然性；而且心脏的部分功能障碍和组织损伤可能无法通过心电图观察到。因此心电图中的某些指标改变并不具有特异性，同样心电图改变可见于多种心脏病。所以在心脏疾病的诊断中常利用超声心动图技术分析心脏的结构问题[119-120]。

目前，二维超声仍然是诸多超声心动图检查技术中最重要的基础[121]。如图 4.1 所示，二维超声心动图切面使用了与心脏相互垂直的三个基本平面，即四腔切面、短轴切面、长轴切面。

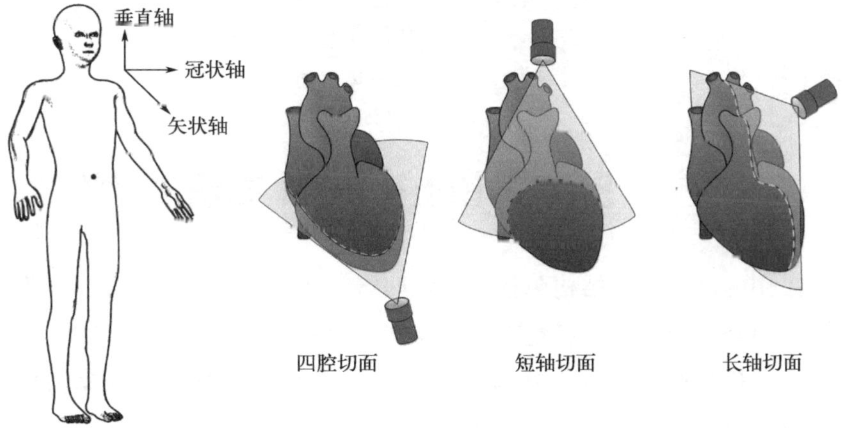

图 4.1　二维超声心动图的三个基本切面及方位

在心功能评价中，对左心室区域进行准确分割存在诸多困难因素[122]。因此，本章提出一种二维超声心动图全卷积网络（two dimensional echocardiography-based fully convolutional networks，TDEcho-FCN）方法。以像素级层面的建模对图像细节进行分割具有良好的适应性。将这种全卷积神经网络结构应用于二维的超声心动图，实现目标区域的快速准确分割，提升心功能计算结果的正确率[123-124]。本章的心脏功能分析整体框架流程如图 4.2 所示。首先，选用二维超声心动图的心尖四心腔切面图作为研究对象[125-128]；其次，采用临床获取的自然人图片样本，每份样本包含了心脏舒张末期及收缩末期；之后提出了 TDEcho-FCN 算法模型用于左心室目标分割，分割结果具有直观的可视化效果；最后利用分割结果对心功能评价指标进行分析。

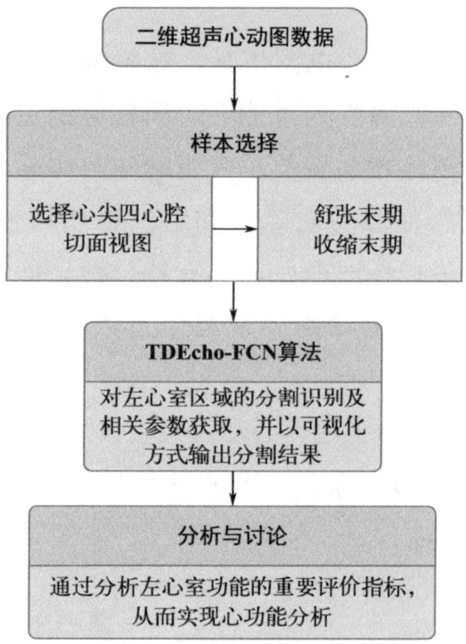

图 4.2 心功能分析整体框架流程

4.3 TDEcho-FCN 算法

本章采用的网络算法结构包括全卷积网络、回溯采样和转置卷积，为了实现更强的分割识别能力，设计了跳跃连接通路，如图 4.3 所示。

在进行图像目标分割时，FCN 可直接把任意尺寸的整幅图像作为输入，输入图像经过多层级的卷积和池化过滤处理，使得每一层的输出图像和分辨率逐级变小，在达到符合要求的最小层级时产生高维特征热图，之后进行关键性回溯放大处理，直到与原图像大小一致，跳跃连接在其中发挥关键作用。最后把不同类别的像素标签映射作为各类别的分割输出，网络经过训练得到与从输入到输出对应的端到端模型。从而实现具有细化到像素层面的分类能力[129]。

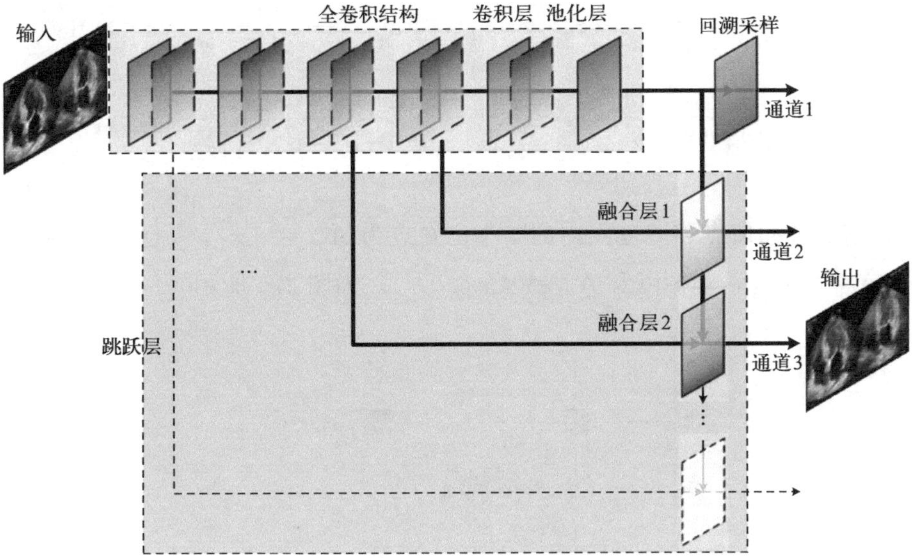

图 4.3　TDEcho-FCN 整体框架

（1）FCN 的 VGG-NET 重构　本章提出的图像目标分割网络与传统的包含卷积层、池化层和全连接层的卷积神经网络结构不同，如图 4.4 所示，利用 VGG-NET 网络作为基础结构进行重构，由于含有全连接层的分类网络是一维输出，无法满足图像中像素级分类效果的表达需求。进而将其中的所有全连接层替换为卷积层，因此网络中不包含用于分类的全连接层。

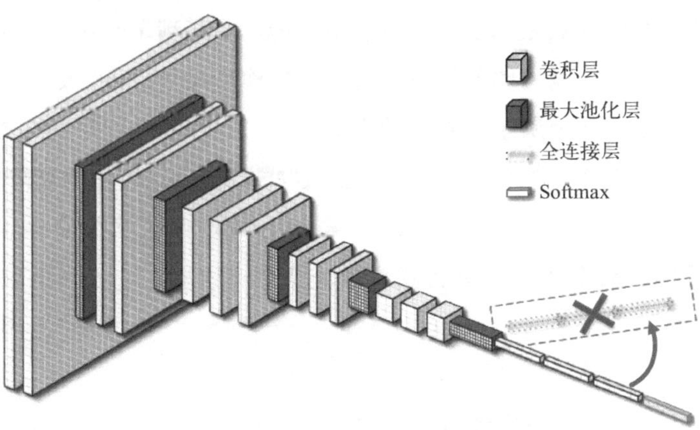

图 4.4　VGG-NET 重构

（2）回溯采样　为了保证目标分割过程中输出图像的质量，算法模型中设置了回溯采样方法。其中常用双线性插值方法填补放大后的空洞点，从而得到更多的图像信息。求双线性插值函数 $f(x,y)$ 的值，见式（4.1）所示。

$$f(x,y)\approx\frac{f(A_{11})}{(x_2-x_1)(y_2-y_1)}(x_2-x)(y_2-y)+\frac{f(A_{21})}{(x_2-x_1)(y_2-y_1)}(x-x_1)(y_2-y)$$
$$+\frac{f(A_{12})}{(x_2-x_1)(y_2-y_1)}(x_2-x)(y-y_1)+\frac{f(A_{22})}{(x_2-x_1)(y_2-y_1)}(x-x_1)(y-y_1) \tag{4.1}$$

其中，需要被插值点邻域范围内的 4 个已知点为 $A_{11}=(x_1, y_1)$、$A_{12}=(x_1, y_2)$，$A_{21}=(x_2, y_1)$ 以及 $A_{22}=(x_2, y_2)$。如图 4.5 所示。

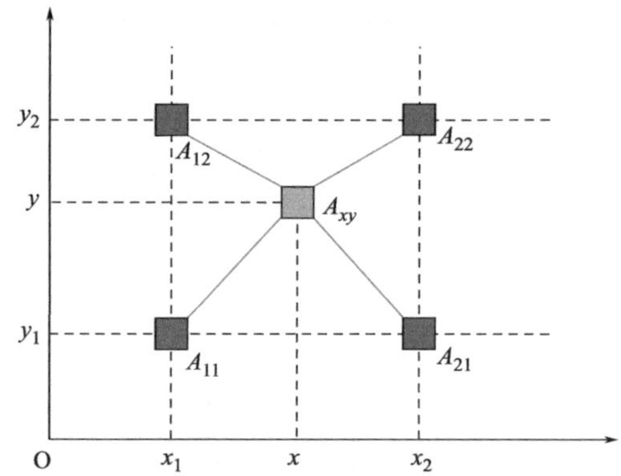

图 4.5 双线性插值

（3）转置卷积 为了保证目标分割过程中输出图像尺寸与原始输入尺寸相同，算法模型中设置了转置卷积过程，可看作是常规卷积的反向计算。但是转置卷积和普通正向卷积运算的参数是无法保证对应不变的，只能满足经过变换前后图像输入与输出尺寸的可逆性，输入图像经过前向运算操作后尺寸减小，之后通过转置卷积恢复尺寸。该方法是向上层采样卷积的方式之一。设前向卷积层的二维图像输入矩阵为 X，输出矩阵为 Y，如存在矩阵 C，满足如式（4.2）所示的矩阵运算关系。

$$Y=C^{*}X \tag{4.2}$$

转置卷积运算需要对上述过程进行逆运算，即通过 C 和 Y 运算得到 X，具体见式（4.3）所示，

$$X=C^{T}*Y \tag{4.3}$$

进而利用式（4.4）计算图像经过转置卷积运算的大小。

$$o_{h/w}=(i_{h/w}-1)\cdot s+k-2p \tag{4.4}$$

式中，h 为图像的高度，w 为宽度，o 为输出尺寸，i 为输入尺寸，s 为步长，k 为核尺寸，p 为外层像素填充。

综合利用上述公式，验证转置卷积过程如图 4.6 所示，设图像输入为 2×2

的矩阵，如左层中橙色原图像素块，虚边框白色像素块为图像增加的外围填充取值为 2，透明蓝色像素块为 3×3 的卷积核矩阵，卷积的滑动步长为 1，卷积核的中心元素对应转置卷积运算后输出结果的像素点。右层中黄色是卷积结果层，较深灰度级像素代表当前运算激活的像素点。卷积计算后的图像尺寸为 4×4，原图得到了放大输出。

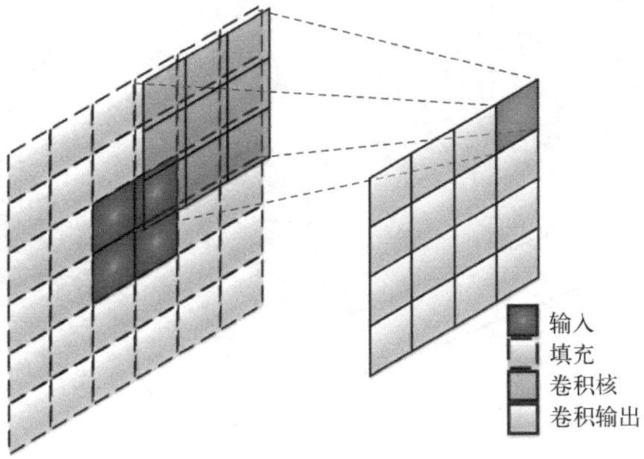

图 4.6　转置卷积示例

(4) 跳跃连接　本章使用算法的核心步骤之一是通过回溯采样实现了输出图像与输入图像尺寸一致的效果，但是输出的图像由于经过了之前的多层卷积、池化计算丢了大量细节信息，导致实际输出结果是粗糙的。因此为了尽可能补偿丢失的细节信息，将之前不同层的池化结果进行融合，从而构建了跳跃连接结构。由于该结构可兼顾不同池化层的信息特点，从而实现了算法的多通道输出。具体步骤是，在第一通道中，将最后卷积层（$Conv_{final}$）的输出利用转置卷积放大 32 倍，而未使用跳跃连接，其输出通道端口设定为 FCN32；第二通道中，将网络第 4 层级中的池化输出预测和 $Conv_{final}$ 层的 2 倍量进行融合，实现了 16 倍放大，其输出通道端口设定为 FCN16；第三通道中，将前面两次结果与第 3 层级的池化输出预测联合。具体为，将网络中第 3 层级的池化预测，第 4 层级中的池化预测 2 倍量和 $Conv_{final}$ 层的 4 倍量进行融合，实现了 8 倍放大，其输出通道端口设定为 FCN8。

上述三通道均可用来输出一种与原图像尺寸匹配的密集像素特征分割结果。融合更早的池化层输出，理论上可实现更多的跳跃连接通道。从不同通道输出便可获得关于图片的多种目标分割信息。而本章采用 FCN8 输出端口实现超声心动图的目标分割，其原因在于 FCN8 的跳跃连接通道与 FCN32 和 FCN16 相比，融合了更多的回溯池化信息和卷积信息，使得输出效果更佳；未选用其他更高的跳跃连接通道去获取更早的回溯信息，也是因为这些通道对输出结果未见有效提升。因此本文选用 FCN8 跳跃连接结构通路作为模型的输出。跳跃连接结构如图 4.7 所示。

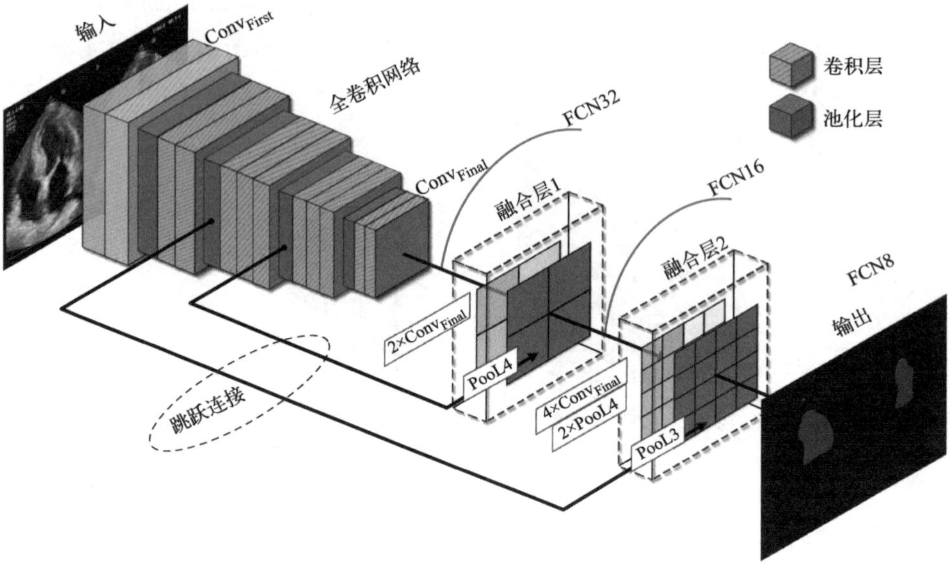

图 4.7 跳跃连接结构

(5) 准确度评价指标 图像目标分割算法的优劣需要多种指标对识别准确度进行衡量[130]。其中将预测结果划分为四类即实际正值、假正值、实际负值、假负值，其中负值表示未标定目标，正值表示已标定目标。将其用数学模型表示，对于分割类别，p 为预测值，用下标相同值 p_{ii} 或 p_{jj} 分别表示实际正值或实际负值，当下标不同值时，例如原本隶属类 i 却预测为类 j 的像素用 p_{ij} 表示，因而 p_{ij} 和 p_{ji} 则分别表示为假正值和假负值类别。

平均像素准确度（mean pixel accuracy，MPA）：其作用为计算每个类内被正确分类像素数的比例，再求所有类的平均，如式（4.5）所示。

$$\mathrm{MPA}=\frac{1}{k+1}\sum_{i=0}^{k}\frac{p_{ii}}{\sum_{j=0}^{k}p_{ij}} \tag{4.5}$$

平均交并比（mean intersection over union，MIoU）：为目标分割的标准度量。其计算两个集合的交集和并集之比，在目标分割的问题中，这两个集合为真实值（ground truth）和预测值（predicted segmentation）。这个比例可以变形为正真数（intersection）比上真正、假负、假正（并集）之和。在每个类上计算 IoU，之后平均，如式（4.6）所示。

$$\mathrm{MIoU}=\frac{1}{k+1}\sum_{i=0}^{k}\frac{p_{ii}}{\sum_{j=0}^{k}p_{ij}+\sum_{j=0}^{k}p_{ji}-p_{ii}} \tag{4.6}$$

目前，众多针对超声心动图样本进行目标分割的研究，常采用以上度量标准作为报告结果。

4.4　心功能分析模型

4.4.1　心尖四心腔数据集

心尖四心腔切面视图如图 4.8 所示。该切面下心脏的内部结构可清晰显示，包括心腔、瓣膜等。其临床意义在于，方便测量心腔内径和容积、心肌壁的厚度，以及观察各种瓣膜的形态。检测腔内赘生物和肺静脉有无异常情况，评估左心室功能及心脏各部位运动情况等。

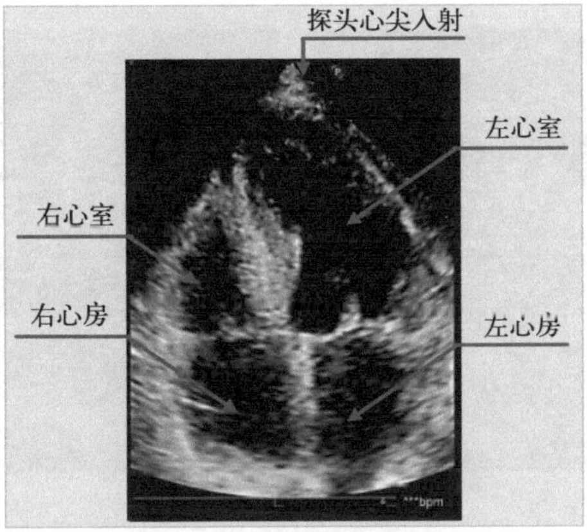

图 4.8　心尖四心腔切面视图

超声心动图的采集需要由经验丰富的专业医生进行操作。由于不同的医生在超声心动图采集时的手法存在较大差异，而且积累的经验程度不同，对心功能的分析结果会产生差异；由于超声仪器的不同，其探头精度以及操作便利性等对影像输出势必产生影响；就诊环境的舒适性不同对患者在检查时可能产生影响。因此，为了尽可能降低上述外在因素对算法模型的影响，本节使用的实验样本全部来自同一所专业的医疗机构，采用具有全场像素级聚焦和纯净波技术的飞利浦 EPIQ 7C 型号高性能心脏超声成像设备获取精细化图像。并固定一名经验丰富的医师进行采集。在符合伦理的前提下，选择其中具有代表性的心尖四心腔切面超声心动图作为基本研究对象，对心脏功能进行分析。为了验证本章所提方法对该类数据的分析具有可行性，500 份超声心动图总样本均是基于正常心脏功能自然人（性别包含男、女，年龄在 25～55 岁），而未包含具有明显病态心脏特征的异常超声图像样本。其中 6 个独立图片如图 4.9（a）～（f）所示，其中每幅图均包含左、右两个心尖四心腔结构，左图用于显示心脏左心室心腔的舒张末期结构，右图用于显示心脏左心室心腔的收缩末期结构[131]。

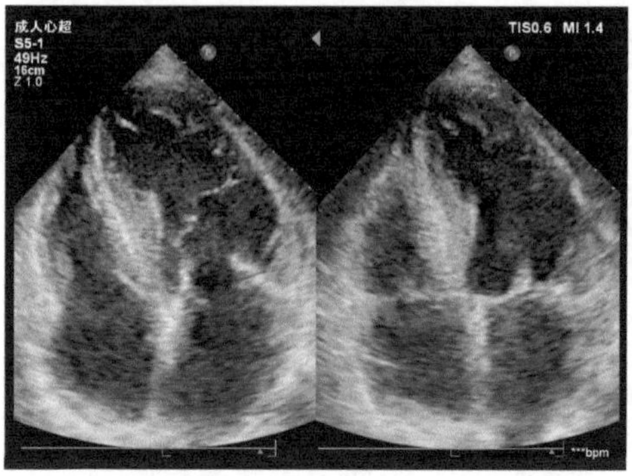

(a) 图片一

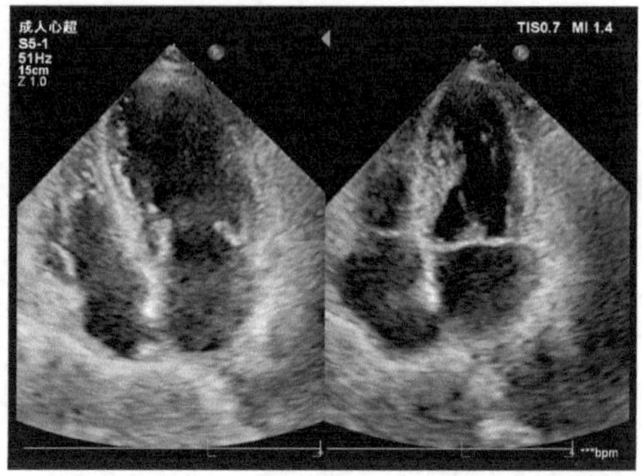

(b) 图片二

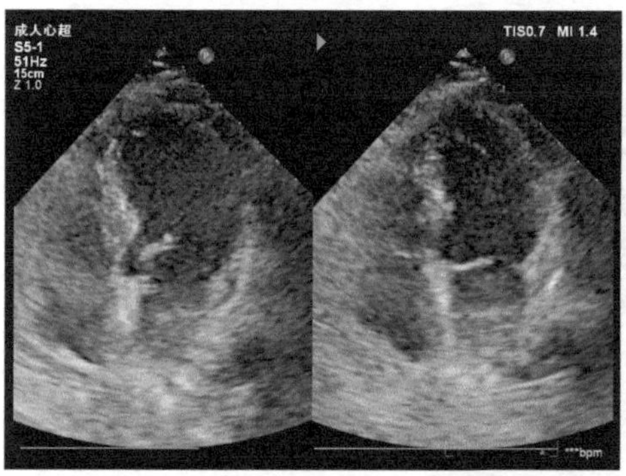

(c) 图片三

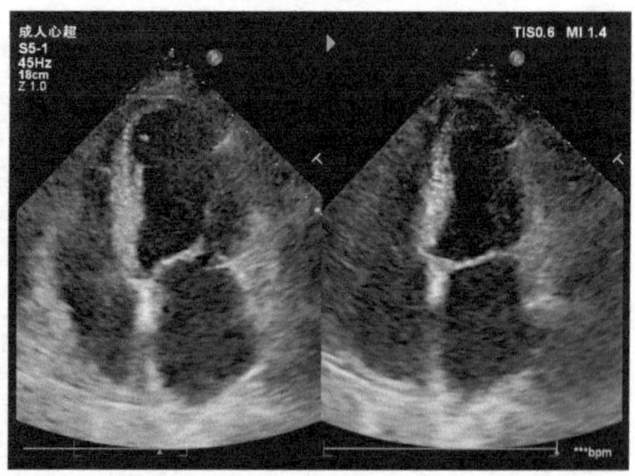

(d) 图片四

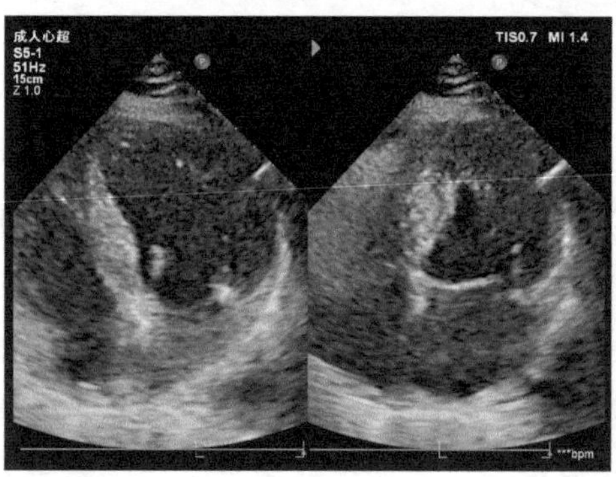

(e) 图片五

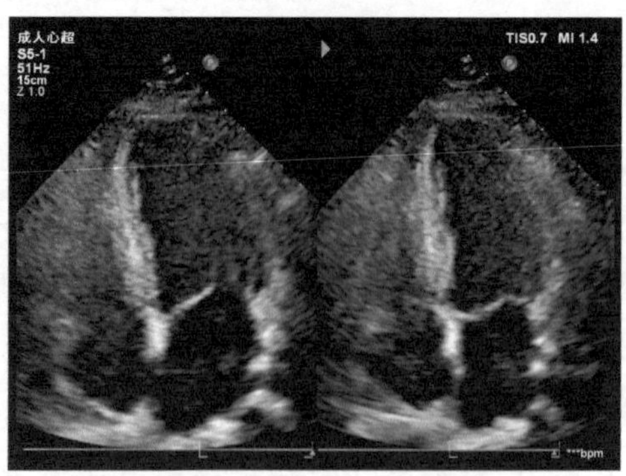

(f) 图片六

图 4.9　二维超声心动图临床图片

实验设计的常规步骤包含训练、验证、测试。每一过程需要选择符合验证标准的数据量。从 500 个总样本中，随机选择并分配到每一个集合中，选择 400 个样本作为训练集和验证集，其中 80％即 320 个样本作为训练集，20％即 80 个样本作为验证集，最后 100 个样本作为测试集。

4.4.2 训练结果

为了确定心脏功能的分析算法模型，本节利用 TDEcho-FCN 方法对二维超声心动图数据进行训练，训练过程中对于 FCN 的 VGG 结构部分，进行网络参数设定如表 4.1 所示。

表 4.1　网络参数设置

参数	设定值	参数	设定值
固定学习率	0.0001	批量值	2
动量值	0.8	轮次	50
权重衰减量	0.0005		

临床数据的训练和验证损失曲线如图 4.10 所示。

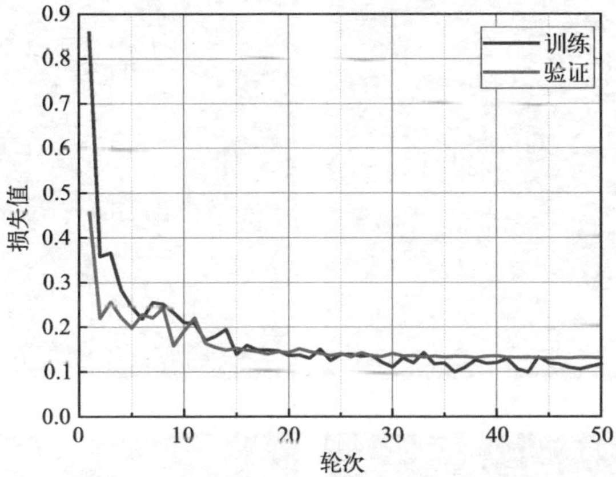

图 4.10　临床数据的训练和验证损失曲线

利用损失曲线展现预测结果与实际数据的差距。图中损失曲线反映的变化趋势为：随着程序各轮次进行，沿着纵坐标方向，曲线从高值快速下降至 0 附近。从初始状态值附近快速下降，在到达 15 轮次左右时曲线趋近于 0 附近小幅波动，随着训练过程进行到 50 时，该期间内的曲线波动较为平稳。因此，训练的模型对二维超声心动图的目标区域识别分析具有可行性。

虽然采用 TDEcho-FCN 方法对临床二维超声心动图进行训练得到的模型已经在验证集上得到了很好的效果，但是依然有必要在测试集上进行测试，对测试结果的评价指标（表 4.2 所示）进一步分析。

表 4.2　基于 TDEcho-FCN 的目标分割评价指标

评价指标	数值	评价指标	数值
平均准确度	0.9575	平均交并比	0.8969

测试集共包括 100 个临床样本，利用分析模型对测试样本进行像素级识别判断，得到了平均准确度为 95.75%，平均交并比为 89.69%。经过分析发现，对于实验中采用的样本，利用 TDEcho-FCN 算法模型进行像素级层面的分割，各项指标值均属于较高水平，说明背景像素类与左心室心腔像素类有效区分。

本章设计的网络输出是需要从原始图像中分割出期望区域并获得相关参数。因此需要在实验输出结果图片中展现出每个图片样本的左心室区域。实现这种结果为进一步细化分析提供了技术基础。对图 4.9 中 6 份样本识别的结果如图 4.11 所示，每个样本图片中包含的心脏左心室舒张末期及收缩末期区域均得到识别分割显示。为了区分背景与目标的分割结果差异，被分割出的目标区域采用红色标注，背景采用黑色标注。

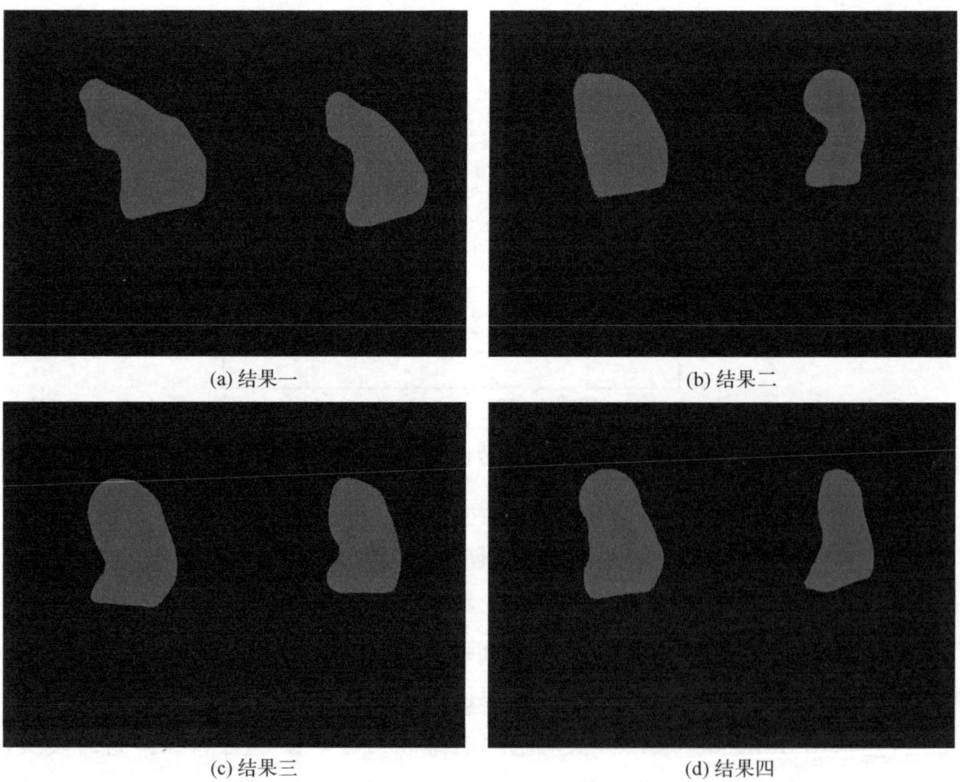

(a) 结果一　(b) 结果二

(c) 结果三　(d) 结果四

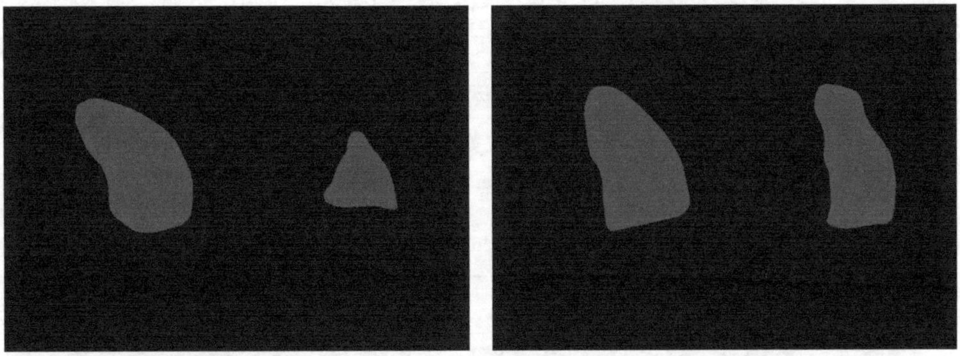

(e) 结果五　　(f) 结果六

图 4.11　左心室分割结果

除了输出结果图片中标记出每个样本的左心室区域外，本实验要求获取左心室区域舒张末期和收缩末期的心腔面积及其中心点坐标值。以上述图 4.11 中展示的分割结果为例，其对应的具体分割参数如表 4.3 所示。这些参数的获取是心脏功能分析的重要依据。

因为心脏功能分析的计算参数通常包括获取长轴、短轴的长度值等，而在图像上获取线段长度的方式之一是识别线段的两端坐标值，通过直角坐标系下两点式公式计算，便可得到长轴、短轴以及其他线段的长度，进而为各个心功能评价指标提供基础参数。因此，对目标区域中特定点位置坐标的成功识别具有重要意义，是识别任意点坐标的基础。本文选择左心室区域的中心坐标作为识别对象。

表 4.3　基于 TDEcho-FCN 的识别结果

编号	左心室舒张		左心室收缩	
	面积	中心坐标	面积	中心坐标
1	51904	[316.1230,313.2733]	39628	[826.5963,341.7633]
2	43287	[284.1282,279.0753]	26489	[758.3727,262.5394]
3	34782	[299.6063,316.7879]	18818	[788.8919,308.7477]
4	39258	[286.4240,301.0514]	27463	[773.6494,295.8610]
5	50864	[295.9904,355.5339]	17301	[789.0830,384.3307]
6	50055	[311.7140,349.8495]	40238	[797.2392,349.7872]

临床医生在超声仪器的屏幕视图下，对心脏舒张和收缩末期的超声图片进行诊断时，通常采用如下两种方式：其一，直接手动对左心室区域整个边界进行细致的描绘，才能保障准确性；其二，对左心室区域的特定点进行手动标注后，仪器才能自动生成识别辅助线，用于圈定左心室区域，但是圈定的结果不准确，这

些辅助线是心功能诊断过程中的重要参数，仅凭这些信息无法进行心脏功能的正确诊断，所以需要医生对自动生成的辅助线进行后续调整，以满足不同患者的多样性超声图像的需求，从而得到符合临床诊断标准的参数值。以图 4.11 中选取的 6 份样本数据为例，进行超声仪器识别组与 TDEcho-FCN 算法分割组对照，见表 4.4。

表 4.4 超声仪器与 TDEcho-FCN 算法识别结果对照

序号	超声仪器识别组	TDEcho-FCN 算法分割组
1	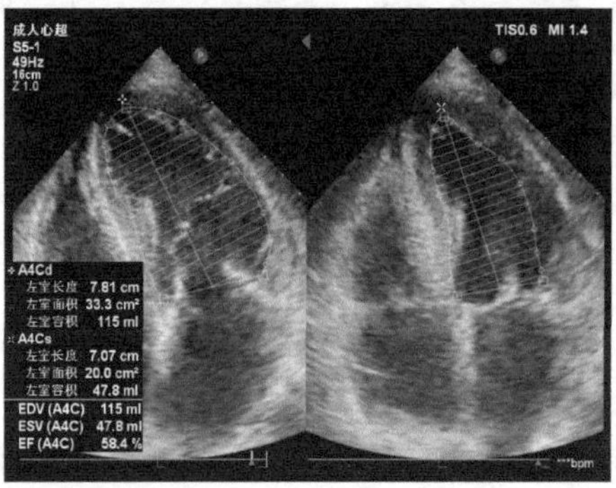	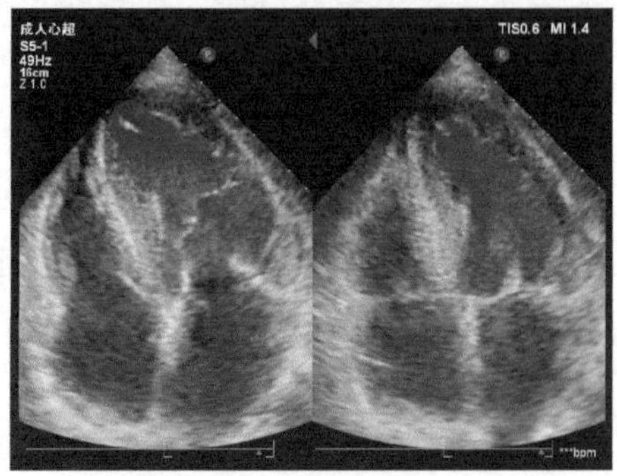
2	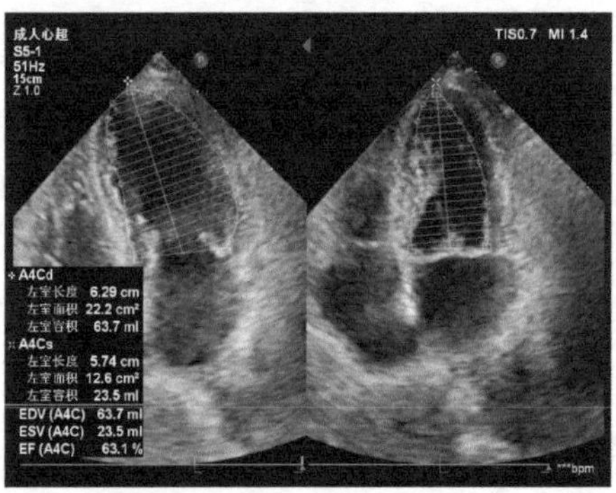	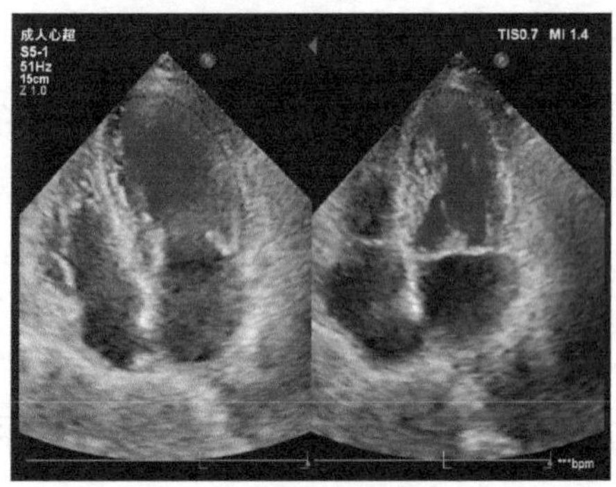
3	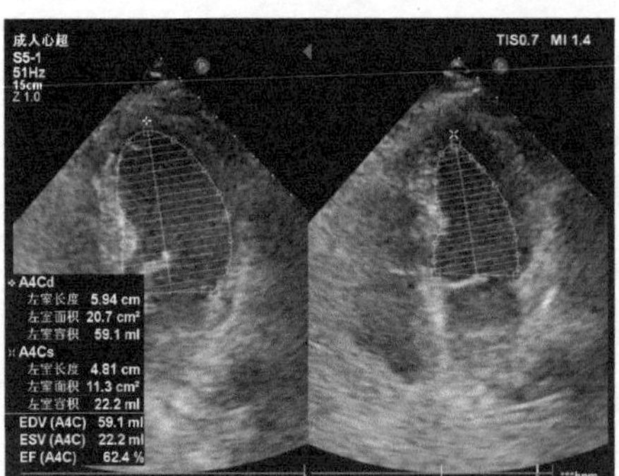	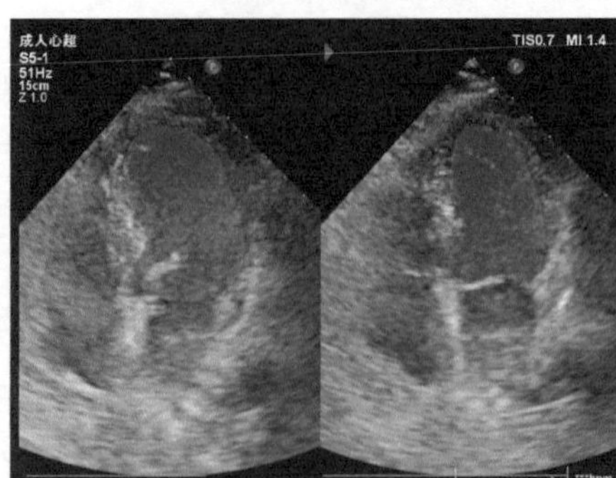

续表

<table>
<tr><th>序号</th><th>超声仪器识别组</th><th>TDEcho-FCN 算法分割组</th></tr>
<tr><td>4</td><td>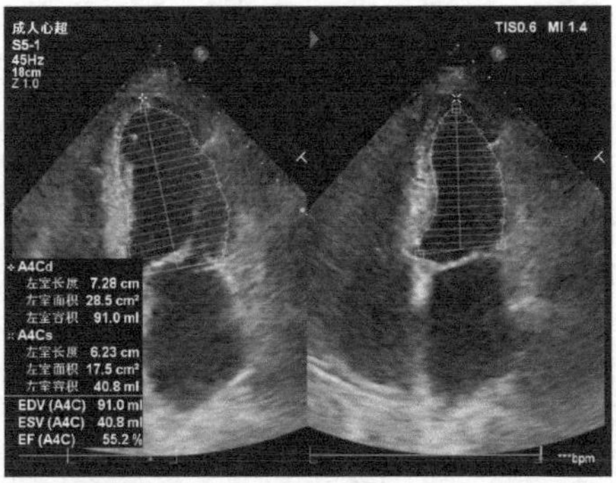
</td><td>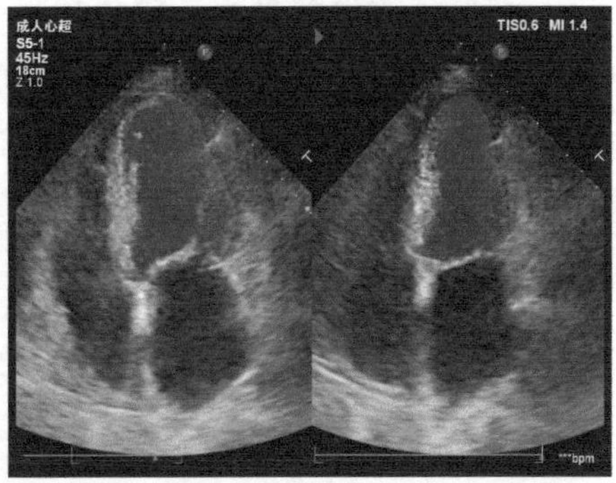
</td></tr>
<tr><td>5</td><td>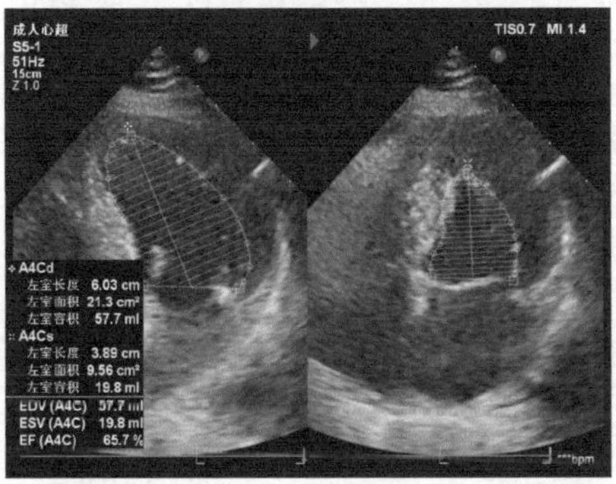
</td><td>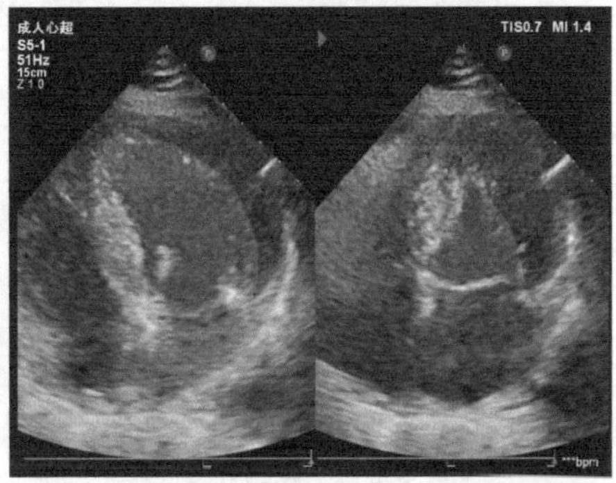
</td></tr>
<tr><td>6</td><td>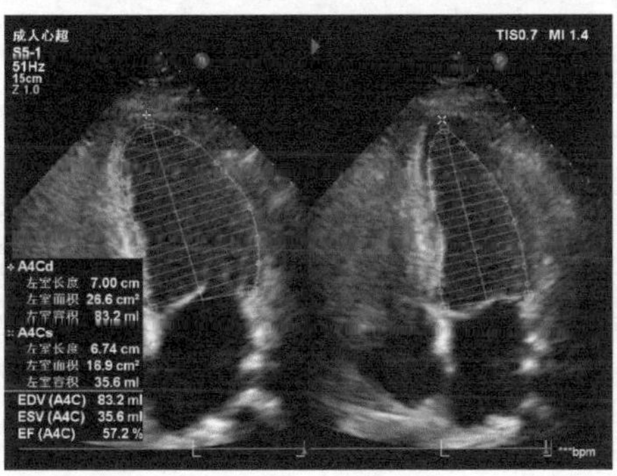
</td><td>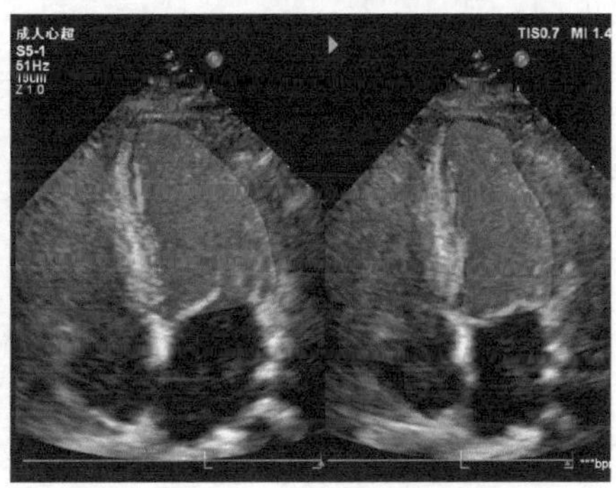
</td></tr>
</table>

其中超声仪器组识别的区域以白色网格标注，TDEcho-FCN 算法组识别的区域以红色区域标注，两对照组识别区域存在差异。通过心脏超声专家对两组数据进行判断比较发现，超声专家判断的结果与仪器组识别的结果差异较大，而与 TDEcho-FCN 算法组识别的结果差异较小。这证明采用的方法符合临床超声图像诊断的需求。

4.4.3 分析与讨论

心脏疾病的诊断过程通常包括病因诊断、病理诊断、病理生理诊断和心功能诊断四部分，因而对心功能的评价是临床工作的一个重要组成部分[134]。它不仅能评估患者目前的病情，而且对疗效评定、疾病的转归、预后的判定均有重要的临床价值。心功能的测定过程如图 4.12 所示。其中关于心功能测定的主要参数参考值见表 4.5。

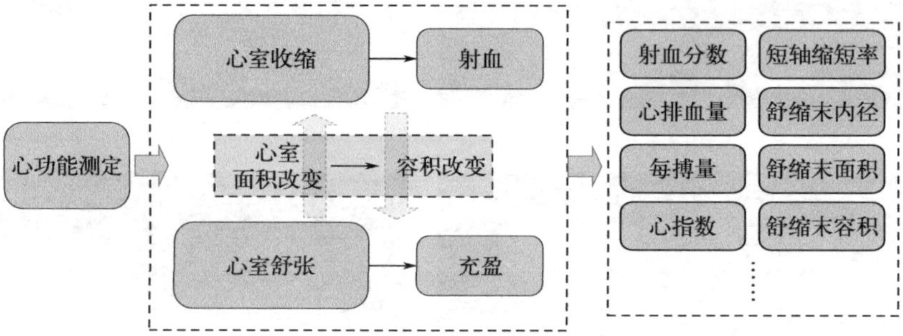

图 4.12 心功能测定过程

表 4.5 心功能测定主要参数

类型	临床缩写	范围
左心室舒张末期内径	LVIDd	3.7～5.1cm
左心室收缩末期内径	LVIDs	2.3～3.6cm
左心室舒张末期容积	EDV	75～160mL
左心室收缩末期容积	ESV	25～75mL
每搏量	SV	60～130mL
心排血量	CO	4.0～6.0L/min
心指数	CI	2.5～4.2 L/(min·m^2)
射血分数	EF	55～80%
短轴缩短率	FS	28～44%
左心室压力最大上升速率	dP/dt	1200mmHg/s

心功能评价指标中左心室收缩和舒张功能评价尤为重要。利用本章提出的方法，对心脏左心室区域的识别及其相关参数的获取可有效提升心脏功能的辅助诊断效果。

(1) 左心室舒缩功能评价　在超声心动图分析中有多种评价左室收缩功能的指标，如左心室压力上升最大速率、二尖瓣环缩短速度、收缩期室壁应力、收缩期最大弹性模量、主动脉血流积分、射血前期与射血期时间比、左心室短轴缩短分数、左心室射血分数（EF_{LV}），最为常用且重要的指标是左心室射血分数。

EF_{LV} 测定方法和临床应用[135]。从 EF_{LV} 的定义可知，对其进行测量实际是对每个心动周期左心室的舒张末期和收缩末期的相关参数的测量。利用式（4.7）可获得具体数值。

$$EF_{LV}=\frac{舒张末期容积-收缩末期容积}{舒张末期容积}\times 100\% \tag{4.7}$$

式（4.7）表明，射血分数是容积比率指标，从容积的角度反映心室的射血功能。因此为了计算 EF_{LV} 首先要测量左心室舒张末容积和收缩末容积这两个指标。超声心动图检查发展历程中先后有多种方法用于测量这两个指标并计算 EF_{LV}，这些方法各有其优缺点。M 超声 Teichholz 法和二维超声双尖 Simpson 法在临床中最为常用。然而无论使用何种方法均需要准确识别左心室的区域，才能更深入地实现复杂的心脏功能诊断。虽然 M 超声方法测量方便省时，但是也存在缺点。首先，心衰病人左心室舒张末形态已经接近球形，用近似的椭球体公式计算存在误差；而对于有室壁瘤形成的病人，这个方法是无法测量室壁瘤这一部分额外体积，其次对于有节段性运动障碍的病人也无法准确估算出左心室收缩末容积。所以临床应用中通常使用二维超声双尖 Simpson 法。

双尖 Simpson 法如图 4.13 所示。分别在心尖四心腔和二心腔切面中描绘左心室内边缘，并测量其长度 L，代入式（4.8）中算出左心室舒张末和收缩末容积，从而计算 EF_{LV} 值。

$$V=\frac{\pi}{4}\sum_{i-1}^{n}(a_i)(b_i)\frac{L}{n} \tag{4.8}$$

通常沿左心室长轴方向将左心室简化为 20 等分圆柱体，计算各圆柱切片的体积，然后累加得到整个的体积。虽然双尖 Simpson 法可适用于不规则形状的左心室，但测量过程耗时长。在超声影像下心腔内边缘显示不清楚的情况下，仍然需要检查医生积累临床操作经验。为了解决这些问题，采用自动识别算法标记左心室区域使 EF_{LV} 值测量更加快速和准确。不管是心尖四心腔切面还是心尖二心腔切面超声图，只是超声探头入射平面不同，但均要展示左心室腔的区域，所以本章提出的算法模型均适用对两种切面图片中的超声图各参数进行识别。

临床中 EF_{LV} 值与心脏的舒缩功能评价有关，正常值范围在 50%～65%；如果取值明显小于正常值，说明存在心功能不全的可能性。

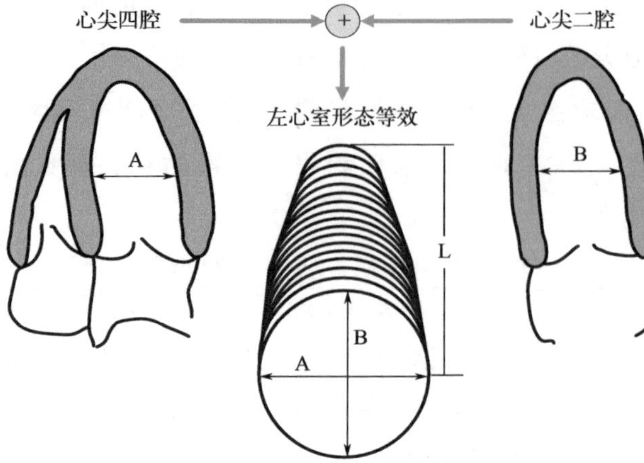

图 4.13 双尖 Simpson 法测量 EF_{LV} 值原理示意

(2) 左心室质量 左心室的质量（M_{LV}）由左心室心肌的容积和心肌的比重所决定。左心室心肌的容积等于心室心外膜边界包含的心室总容积减去心内膜边界包含的心腔容积，心腔容积能通过二维超声心动图测量左心室面积、长度和室壁厚度等参数来获得。左心室的质量等于左心室心肌容积乘以心肌比重。

从心脏电生理理论可知，在一个传导周期中，各部分的变化可体现在心脏的收缩和舒张状态。心功能出现问题时临床可见心慌、胸闷、头晕等症状，也常将心电图与二维超声心动图联合用于排除诊断。

4.5 本章小结

本章提出了基于密集像素检测网络的二维超声心动图目标区域识别方法(TDEcho-FCN)。依据临床采集的样本，搭建二维超声心动图区域识别模型。依据二维超声中心尖四心腔切面中舒张末期和收缩末期图像，对其中的左心室区域目标进行分割，由于对该类图像的目标分割计算过程存在重复存储和计算问题，以及输入图像尺寸的灵活性问题，所以采用全卷积重构策略，满足像素级分割的要求。考虑输出图像尺寸与输入图像的一致性，以及减少图像进行性粗糙化，采用了跳跃连接结构，实现了回溯性信息融合。通过与相关文献对比表明，该方法对超声心动图实验样本的识别平均准确度达到了 95.75%。结合图像中识别到的区域以及相关参数，为心脏功能评价指标计算提供理论依据，也为基于该方法的其他数据分析提供参考。

·第5章·

基于快速目标检测优化网络的多源信息识别方法

5.1 引　言

在临床实践中，心电图和超声心动图是心脏疾病检测的重要手段，二者之间存在特异性和相关性，不可相互替代[136]。所以复杂的心脏系统疾病检查必须联合不同特性的多源信息，从而排除单一信息检测方式可能存在的局限性，有效提高心脏疾病的检出率。利用心电图及超声心动图，分析心脏电特性与机械特性的关联关系，对心脏功能评价具有重要意义[137,138]。而目前应用较多的基于心电图和超声心动图的联合诊断有以下特点：长期以来，心脏疾病的诊断通常以相对独立的形式对心电图和超声心动图进行采集、识别分析，二者的实时关联性差。分析数据是以人工诊断方法为主，测量参数多采用手动标定。由于受试者的个体差异以及多普勒超声心动图的血流频谱信息存在不同程度的轮廓模糊现象，而且心电图数据的采集也存在诸多干扰，这些都对心脏疾病的诊断分析产生影响。

本章针对复杂心脏诊断需要引入高效的智能识别算法，进行心脏多源信息分析，从而提高诊断效率和准确性。因此将第三章算法模型进行扩展，从机械运动和心电传导角度提出采用快速目标检测优化网络，对心电图和超声心动图的不同类型数据信息进行识别，用于心脏运动协调性的分析。对心电图和多普勒测量血流频谱的超声心动图进行准确分析，重要参数标记，并得到心脏协调性判断依据尤为重要[139-142]。通过心电图和超声心动图的多类型识别和联合分析实验，验证所提算法的可行性。

5.2 心脏运动协调性分析整体框架流程

心脏两种类型的生理性过程包括：①心肌的兴奋过程以细胞膜极化消除、极化恢复等周期性规律形式形成心电周期，体现为电学特性；②心肌的舒张和收缩过程以心肌纤维舒张、收缩反复交替形式形成周期性的心动周期，体现为机械运动特性。这两种心脏生理活动具有密切相关性，是心脏活动的重要环节。

严重的心脏疾病常伴有心房与心室、心室之间和心室内的运动不同步现象，例如充血性心力衰竭。为了提高患者的生活质量以及降低潜在的死亡风险，非药物干预是一种重要的治疗手段，其中心脏再同步化治疗（cardiac resynehronization therapy，CRT），可对房室间、心室间和心室内的收缩及舒张不同步现象有效改善，从而改善心排血量、左心室重塑等代表心脏功能的重要指标[143-146]。而左心室的舒张末期内径、射血分数、QRS 波群宽度等重要参数，是评价 CRT 准入的重要依据。所以，心电图和超声心动图在心脏同步性分析中是重要的研究数据，而多普勒技术是心脏超声检测中采用的重要手段。因此，本章提出了以心电图和多普勒测量血流频谱超声心动图为对象的心脏运动协调性识别方法，具体的心脏协调性分析整体框架流程如图 5.1 所示。研究内容包括：为了快速、准确找到评价心脏功能和同步性的方法和参数，首先从实际临床采集心电图和多普勒

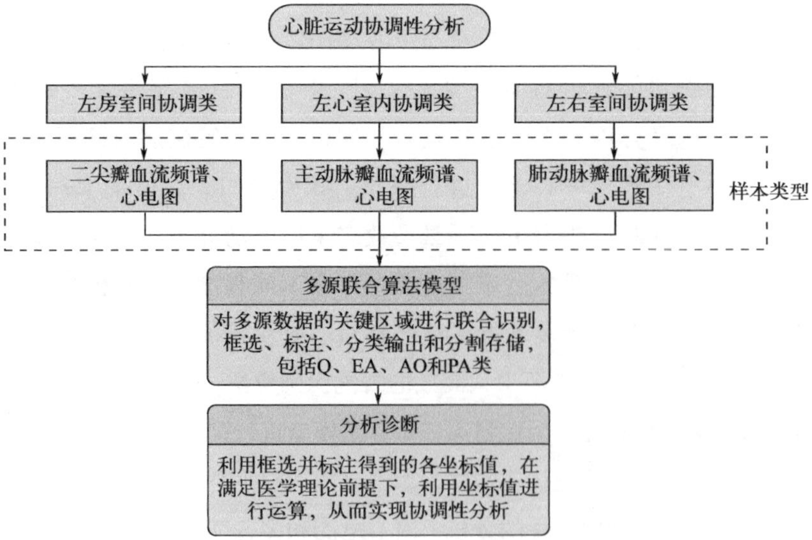

图 5.1 心脏运动协调性分析整体框架流程

超声心动图作为联合样本；其次在第三章算法模型基础上进行扩展和优化，对三类心脏运动协调性特征进行分析，获取四类目标标签包括：心电图的 Q 类、二尖瓣的 EA 类、主动脉的 AO 类和肺动脉的 PA 类，同时对识别区域进行分割保存；最后利用识别结果对心脏协调性评价指标进行计算[147-149]。

5.3　多源数据识别模型

本章采用如图 5.2 所示的网络结构，该网络是以第 3 章使用的网络模型为基础，进行扩展和参数优化。将心电图分别与二尖瓣的血流频谱图、主动脉的血流频谱图和肺动脉的血流频谱图共同采集，并作为网络输入。该结构不仅具有分类识别、框选和标定图片中目标的功能，而且能够把目标识别框内的区域分类编号并分割存储，用于后续的图像处理和分析。例如提取峰值、波形上升下降期斜率和射血时间等各种细化操作。

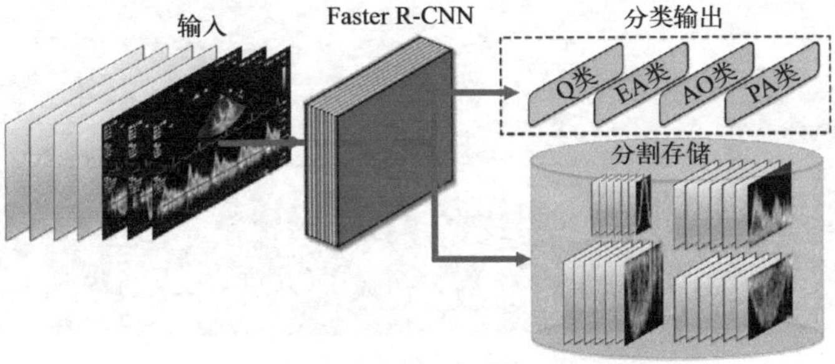

图 5.2　多源数据中多目标识别的网络结构

5.3.1　心脏运动协调性数据集

为了综合评估心脏运动协调性，对心脏系统功能的特性以及结构性进行充分分析，进行如图 5.3 所示的三部分内容研究：左心房与左心室（上下结构）协调性，如图 5.3（a）所示；左心室内（内部结构）协调性，如图 5.3（b）所示；左心室与右心室（左右结构）协调性，如图 5.3（c）所示。

本章选择多普勒超声心动图和心电图作为基本研究对象，对心脏运动协调性进行分析。实验样本的采集设备与第 4 章相同。心电信号以标准Ⅱ导联输出并具有窦性心律特点，超声信号根据不同情况选取符合要求切面下的多普勒超声心动图。在符合伦理前提下，实验选择的数据来自多名受试者，性别包含男、女，年龄在 25～45 岁，利用不同时期多次采样方法，对每位受试者分别进行三种协调性分析实验的数据采集。每种协调性分析类型的图片数量为 500 张，图 5.4 所示为三类图片示例。

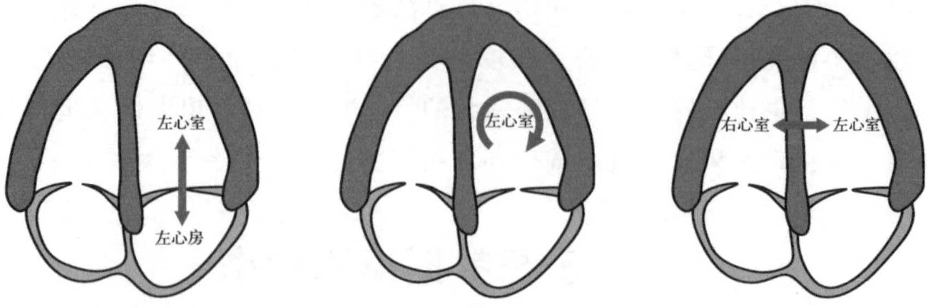

(a) 左心房与左心室　　(b) 左心室内　　(c) 左心室与右心室

图 5.3　心脏运动协调性分析结构示意

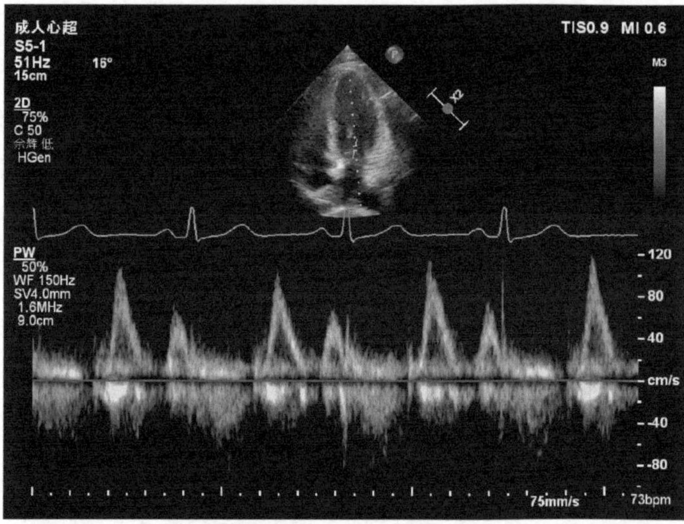

(a) 二尖瓣血流频谱图与心电图

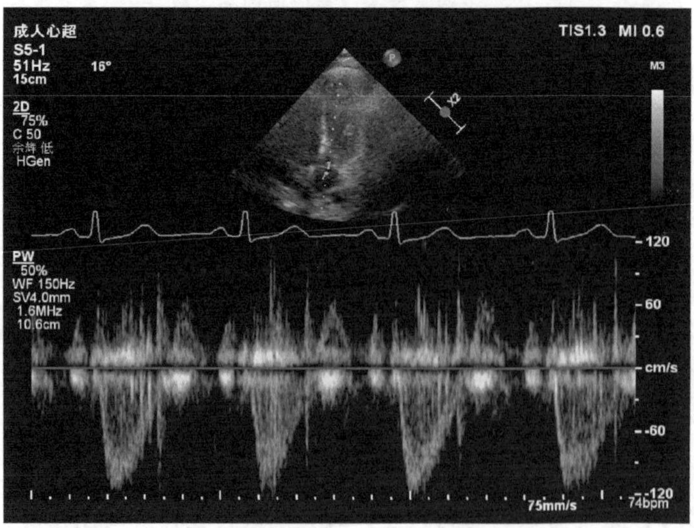

(b) 主动脉瓣血流频谱图与心电图

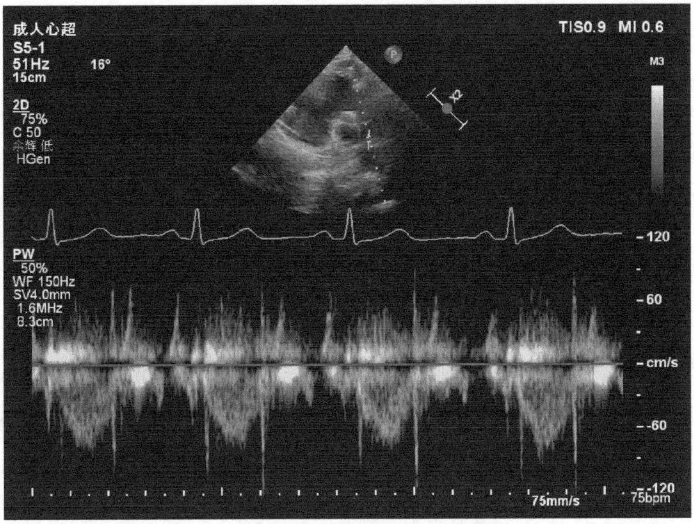

(c) 肺动脉瓣血流频谱图与心电图

图 5.4　心脏运动协调性分析图片示例

图 5.4（a）为心尖四心腔切面下多普勒测量二尖瓣血流频谱（mitral flow pattern，MIF）的超声心动图与心电图联合样本。其中，二尖瓣血流频谱主要检测指标包括 E 峰、A 峰的相关参数，用于左心房与左心室间协调性分析。图 5.4（b）为心尖五心腔切面下多普勒测量主动脉瓣血流频谱（aorta flow pattern，AOF）的超声心动图与心电图联合样本。其中，主动脉瓣血流频谱主要检测指标包括主动脉射血起始时刻，用于左心室内协调性分析。图 5.4（c）为大动脉短轴切面下多普勒测量肺动脉瓣血流频谱（pulmonary arteryflow pattern，PAF）的超声心动图与心电图联合样本。其中，肺动脉瓣血流频谱主要检测指标包括肺动脉射血起始时刻，用于左心室与右心室间协调性分析。

图 5.4（a）～(c) 坐标轴描述了多普勒测量的血流参数，其中血液流动速度或者方向在纵坐标中描述，血液流动时间在横坐标中描述。心脏的动态信息被实时采集和记录，通过回放查询操作，实现在输出屏幕上以静态的形式描述动态特性。为了实现多源信息的联合分析，临床医生首先利用检查仪器，确定心电图和超声心动图在显示视图中时间轴的一致性，即两种类型信息以相同刻度共用横向坐标；其次将仪器屏幕中显示的信息保存为图片样本，并按照先后顺序编号。由于三种类型的临床样本各 500 份，总样本数达到 1500 份。将这些样本以随机重排列的方式充分混合，随后采用随机抽取方法分配数据到每一个集合中，选择 960 个样本分配到训练集，240 个样本分配到验证集，最后 300 个样本分配到测试集。

5.3.2 训练结果

为了确定心脏运动协调性模型的适用性，本节将第 3 章的 Faster R-CNN 模型方法进行扩展，对心电图和二维超声心动图数据进行训练，以满足实验对三类心脏协调性样本的分析。经过训练，多源数据联合的总损失函数曲线如图 5.5 所示。

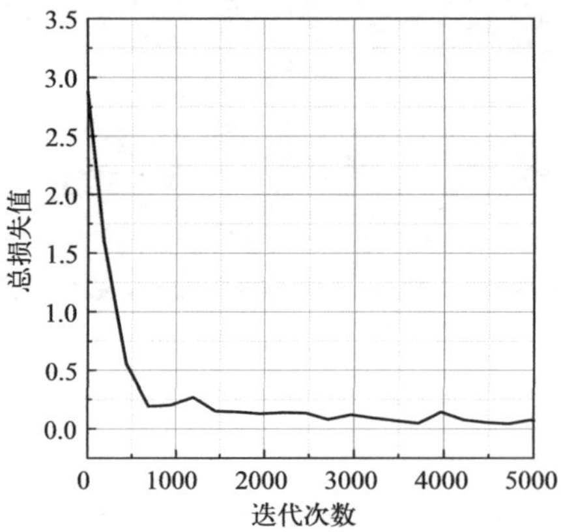

图 5.5 多源数据识别总损失曲线

图中曲线反映的变化趋势为：随着程序迭代过程的进行，在纵坐标方向上，从初始状态值 2.87 附近快速下降，在 1500～5000 步间，曲线以小幅波动状态逐渐趋近于 0。因此将该模型用于临床数据的识别具有可行性。在利用上述模型进行识别时，对图像数据建立坐标系，以图像的左上角像素点作为坐标原点 0，向右为 x 轴，向下为 y 轴。算法对样本的识别结果包含四类标签即 Q、EA、AO、PA，分别代表心电图的 QRS、二尖瓣血流频谱识别区域、主动脉瓣血流频谱识别区域和肺动脉瓣血流频谱识别区域。二尖瓣血流频谱与心电图联合的识别结果如图 5.6 所示。图中用不同颜色明显标注出 Q 类和 EA 类的目标识别范围及框顶点坐标值。

对主动脉瓣血流频谱与心电图联合的识别结果如图 5.7 所示。图 5.7 中用不同颜色明显标注出 Q 类和 AO 类的目标识别范围及框顶点坐标值。

对肺动脉瓣血流频谱与心电图联合的识别结果如图 5.8 所示。图 5.8 中用不同颜色明显标注出 Q 类和 PA 类的目标识别范围及框顶点坐标值。

通过分析三种样本以及四类标签的识别结果发现，对于实验中采用的样本，利用本章优化过的算法模型进行联合数据识别，平均识别准确度达到 96.86%，说明背景类与四种标签类之间有较大区分度。

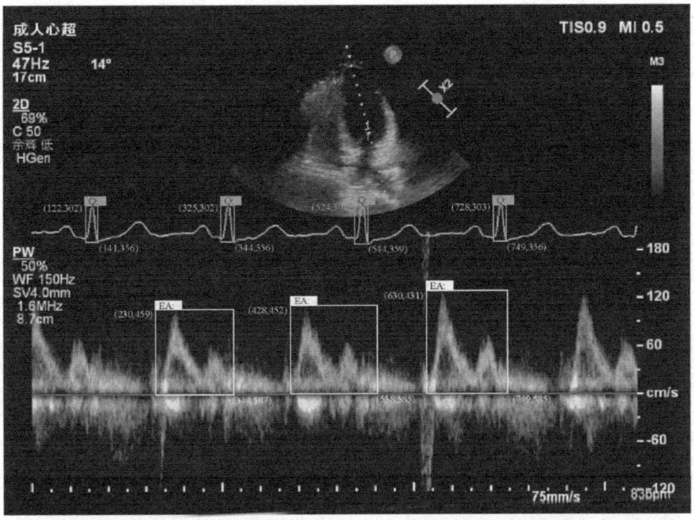

(a) 结果一

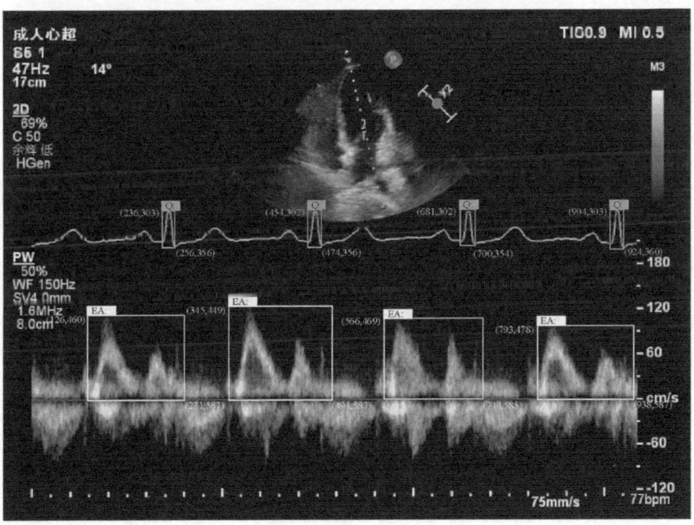

(b) 结果二

图 5.6　心电图与二尖瓣血流频谱识别

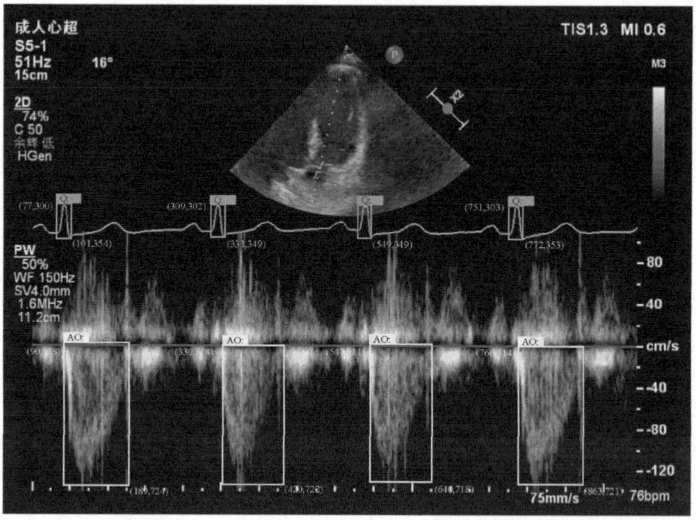

(a) 结果一

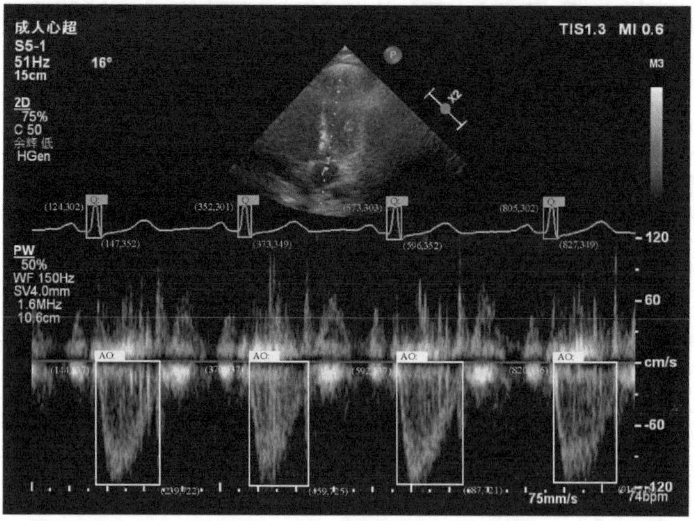

(b) 结果二

图 5.7　心电图与主动脉瓣血流频谱识别

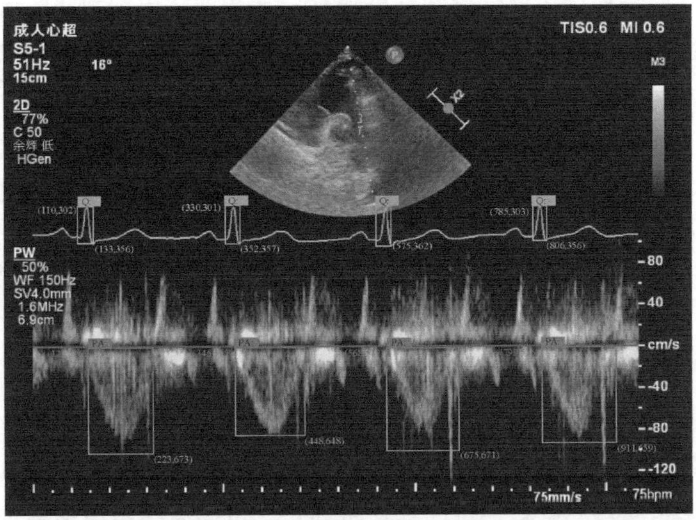

(a) 结果一

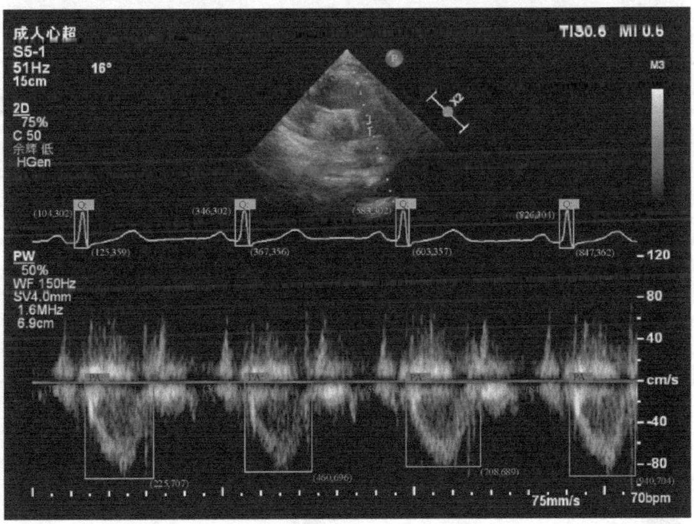

(b) 结果二

图 5.8　心电图与肺动脉瓣血流频谱识别

5.3.3 分析与讨论

识别结果图片中不仅要框选每个符合要求的目标区域，并获取识别框的顶点坐标值，而且要将框选区域分割并额外保存。这些细化识别到的区域参数是对心脏运动协调性分析的重要依据。例如，分析协调性的计算参数通常包括获取各类关键点的横轴坐标值，并做两点间差值运算，进而为各个运动协调性评价指标提供基础参数。因此对关键目标的区域及坐标识别是求解其他参数的基础[150]。

(1) 左心房左心室协调性分析 为了确定心脏左心房与左心室间的协调性，以心电图与脉冲多普勒检测二尖瓣血流频谱的超声心动图为分析对象，利用式(5.1)作为左心房左心室协调性评价指标 S_{LAV}。

$$S_{\mathrm{LAV}}=\frac{\mathrm{EA}}{\mathrm{RR}}\times 100\% \tag{5.1}$$

其中，EA 是二尖瓣血流频谱中 E 峰起点至 A 峰终点的间期；RR 间期可从心电图中两个相邻 R 峰顶尖测量，也可从两个相邻 E 峰起点测量，是心跳周期。实践中，为了避免两种心脏数据可能存在不同步，可同时采用两种测量 RR 间期的方法，再求平均值。

为了提高 RR 间期的检测正确性，如表 5.1 所示，对心电图上 Q 类识别框内框选的区域进行常规图像处理，获取该区域中的心电图像素最高点坐标值。如果一个区域框内出现相邻的多个相同高点值，根据具体情况定义选点规则，例如将最左边高点的像素坐标或者中点坐标作为结果。通过计算两个相邻识别框中 R 波顶点的横坐标差值，得到 RR 间期结果。对数据中输出的心电图信号像素与背景像素特征进行分析，结果表明二者存在明显差异，所以识别结果准确度高。

表 5.1 R 波顶点坐标识别

Q 类识别框内波形	阈值处理后波形	最高点坐标
1. 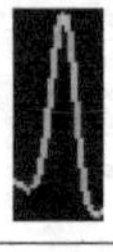	a. 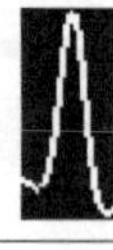	[14,1]
2. 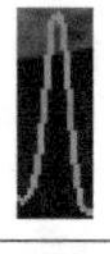	b. 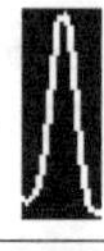	[12,1]
3. 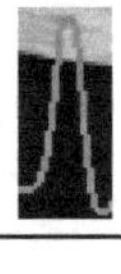	c. 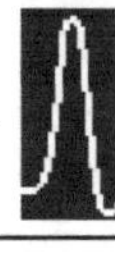	[13,2]

表 5.1 中 1～3 为 Q 类识别框内波形图示例，由于不同受试者的心电图波形幅值高度存在差异，导致其 R 波与心腔切面示例图之间存在部分重叠的可能性，形成干扰，见其中第 2、3 小图。a～c 图依次为 1～3 的处理结果。由于识别 R 波顶点坐标是基于 Q 类识别框的坐标，因此将 R 波顶点坐标与 Q 类识别框对应坐标累加，得到原图像坐标系中 R 波的实际坐标值。

基于上述规则，以图 5.6（a）和（b）为例，分别计算相邻 RR 间期和 EA 间期的平均值，从而得到左心房左心室协调性评价指标 S_{LAV}，如表 5.2 所示。

表 5.2　左心房左心室协调性评价指标

编号	平均 RR(d)	平均 EA(d)	协调性指标 S_{LAV}/%
a	202.00	121.00	59.90
b	222.67	146.00	65.57

（2）左心室内协调性分析　为了确定心脏左心室内运动的协调性，采用心电图与脉冲多普勒检测主动脉瓣血流频谱的超声心动图为分析对象，利用式（5.2）求解左心室射血前时间，作为左心室内协调性评价指标 S_{LV}。

$$S_{LV}=AOF_{start}-QRS_{start} \tag{5.2}$$

其中，AOF_{start} 是左心室开始射血的起点时刻，在主动脉瓣血流频谱中识别；QRS_{start} 是 QRS 复合波的起点时刻，在心电图中识别。以图 5.7（a）和（b）为例，分别计算心电图和多普勒血流图两类信号中，每个心跳周期内 QRS_{start} 和 AOF_{start} 上下对应位置的横坐标差值，将所有结果取平均，从而得到左心室内协调性评价指标 S_{LV}，如表 5.3 所示。

表 5.3　左心室内协调性评价指标

编号	各 AOF_{start} 与 QRS_{start} 差值				协调性指标 S_{LV}(d)
a	13	21	19	15	17.00
b	20	18	19	15	18.00

（3）左、右心室间协调性分析　为了确定心脏左心室与右心室的运动协调性，首先，采用心电图与频谱多普勒检测肺动脉瓣血流频谱的超声心动图为分析对象，利用式（5.3）求解肺动脉射血前间期 S_{PA}。

$$S_{PA}=PAF_{start}-QRS_{start} \tag{5.3}$$

其中，PAF_{start} 是肺动脉射血起始点时刻，在肺动脉瓣血流频谱中识别；QRS_{start} 是 QRS 复合波起始点时刻，在心电图中识别；再结合式（5.2）中，左室内协调性评价指标 S_{LV}，利用式（5.4）求解左、右心室间协调性评价指标 S_{LRV}。

$$S_{LRV}=S_{LV}-S_{PA} \tag{5.4}$$

以图 5.8（a）和（b）为例，分别计算心电图和多普勒血流图两类信号中，每个心跳周期内 QRS_{start} 和 PAF_{start} 上下对应位置的横坐标差值，将所有结果取平均得到 S_{PA}；利用表 5.3 中的左室内协调性指标 S_{LV} 结果，从而得到左、右心室间协调性评价指标 S_{LRV}，如表 5.4 所示。

表 5.4　左、右心室间协调性评价指标

编号	各 PAF_{start} 与 QRS_{start} 差值				S_{PA}	S_{LV}	协调性指标 S_{LRV}(d)
a	15	16	15	14	15.00	17.00	2.00
b	16	14	16	17	15.75	18.00	2.25

（4）应用实例

① 协调性判断：将上述三种评价指标分析结果应用于临床实践具有实际意义。由于左心室内和左、右心室间的心脏运动不同步常见于左束支传导阻滞，因此采集具有完全左束支传导阻滞特征的超声图（如图 5.9 所示），通过联合分析心电和血流频谱特征，判断协调性。其中，通过图 5.9（a）计算 EA 间期和 RR 间期，并得到 S_{LAV} 指标；通过图 5.9（b）计算 S_{LV} 指标；通过图 5.9（c）计算 S_{PA} 间期，并得到 S_{LRV} 指标。

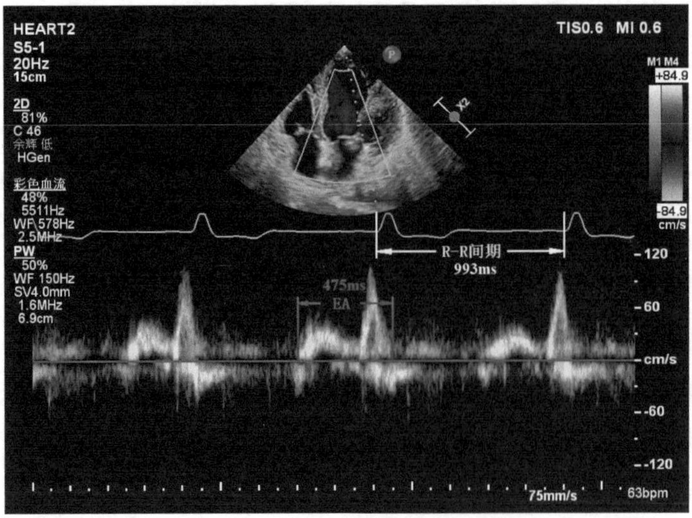

(a) 左心房左心室协调性判断

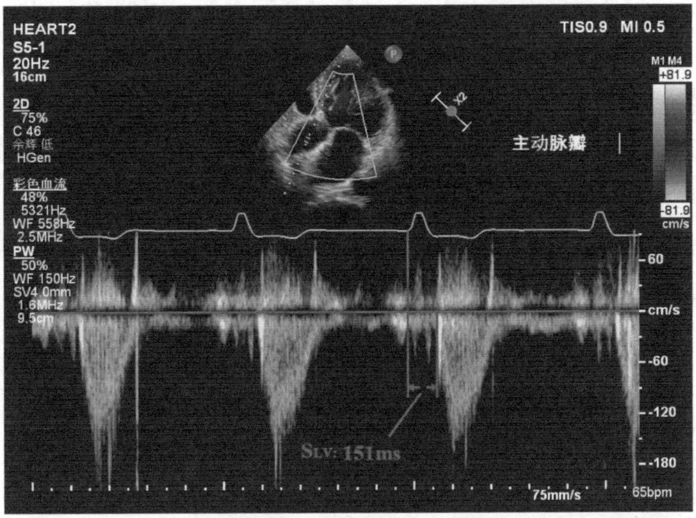

(b) 左心室内协调性判断

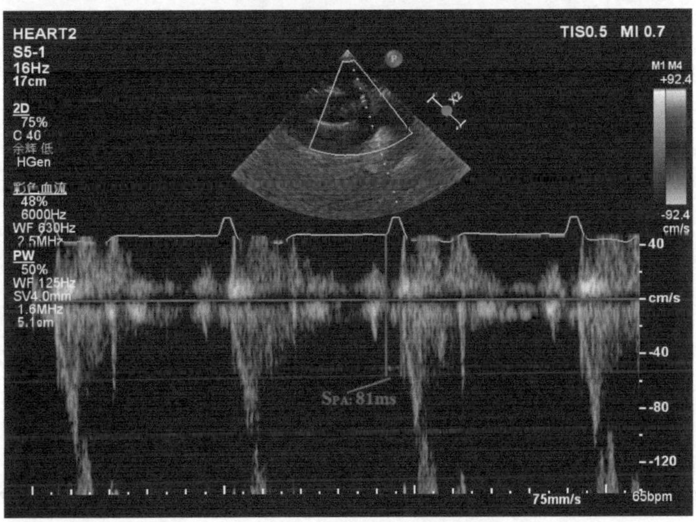

(c) 左、右心室间协调性判断

图 5.9　具有完全左束支传导阻滞的超声图

再利用超声仪器的分辨率和像素间隔等参数设置，可将基于像素宽度的评价指标转换成时间跨度值，该实例中的各协调性指标结果如表 5.5 所示。

表 5.5　各协调性评价指标

参数	EA/ms	RR/ms	S_{LAV}/%	S_{LV}/ms	S_{PA}/ms	S_{LRV}/ms
数值	475	993	47.83	151	81	70

分析表中结果，其中，S_{LAV} 值为 47.83%，通常该值小于 40%反映左心房左心室不同步；S_{LV} 值为 151ms，通常该值大于 140ms 反映左室内存在不同步现象；

S_{LRV} 值为 70ms，通常该值大于 40ms 反映存在左、右心室间的不同步现象。

② 利用心电图和基于多普勒的血流频谱超声图联合分析，得到的心脏运动同步性评价指标，是心脏再同步化治疗的重要依据。以左心室为例，由于心脏的某些疾病导致其容积增大，超过正常值，从而使心脏运动同步性受到影响，经过心脏再同步化治疗，可对左心室进行重构，改善运动不同步现象。利用第 4 章的识别方法，分别对治疗前后的左心室区域进行识别，以及计算相关参数，用于判断治疗效果，对比结果如图 5.10 所示。

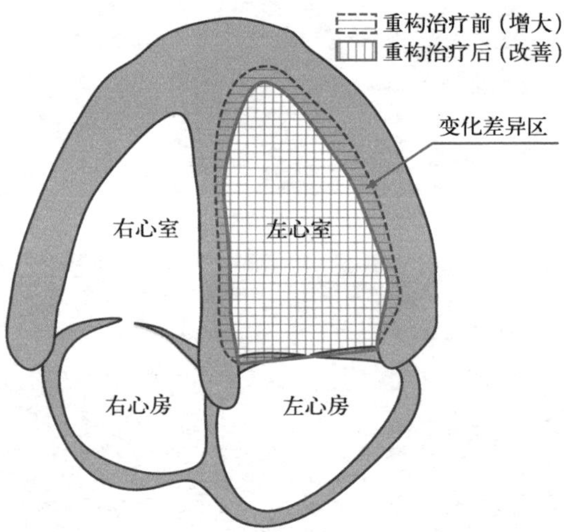

图 5.10　心脏再同步化治疗对左心室的改善

（5）此外，对多普勒超声心动图进行细化识别分析，可得到更多参数的细节信息。

① 在二尖瓣血流频谱中，利用所提算法可进行 E 峰、A 峰的有效识别，分别计算上升期、下降期的斜率，以及快速射血间期和减速射血间期，判断两个频谱峰的形态及位置关系，是否独立还是存在相互重合，进而分析特定的疾病，例如二尖瓣反流等。在主动脉瓣频谱或肺动脉瓣频谱中，还可测量各射血速度以及射血持续时间。表 5.6 为以表 5.6 中的识别结果为例，对二尖瓣血流频谱中的 E 峰射血速度、EA 持续时间和 E 峰减速时间等参数进行计算的结果。

表 5.6　二尖瓣血流频谱参数计算

二尖瓣参数	图片编号	识别波形编号				平均值(d)
		1	2	3	4	
E 峰射血速度	a	128	133	154	—	138.33
	b	127	138	116	109	122.50

续表

二尖瓣参数	图片编号	识别波形编号				平均值(d)
		1	2	3	4	
EA 持续时间	a	114	130	119	—	121.00
	b	145	146	148	145	146.00
E 峰减速时间	a	52	58	56	—	55.33
	b	55	57	59	58	57.25

表 5.7 为以表 5.7 中的识别结果为例，对主动脉瓣血流频谱中的射血速度和射血持续时间的参数进行计算的结果。

表 5.7　主动脉瓣频谱参数计算

主动脉瓣参数	图片编号	识别波形编号				平均值(d)
		1	2	3	4	
射血速度	a	216	208	207	207	209.50
	b	185	188	184	182	184.75
持续时间	a	99	90	93	97	94.75
	b	95	89	95	96	93.75

表 5.8 为以表 5.8 中的识别结果为例，对肺动脉瓣血流频谱中的射血速度和射血持续时间的参数进行计算的结果。

表 5.8　肺动脉瓣频谱参数计算

肺动脉瓣参数	图片编号	识别波形编号				平均值(d)
		1	2	3	4	
射血速度	a	157	133	154	143	146.75
	b	144	133	125	140	135.50
持续时间	a	98	102	107	112	104.75
	b	105	100	109	97	102.75

② 本方法不仅对上述多普勒超声心动图和心电图的联合识别有很好的效果，而且可将其扩展应用于脉冲组织多普勒的超声心动图中。以左、右心室间协调性分析为例，如图 5.11 所示。通常在心尖四心腔视图中，分别以左、右心室侧壁基底或二尖瓣环、三尖瓣环为探测切入点获取频谱特性图。利用所提算法模型，分别识别心电图中 QRS 起始点和频谱图中心室收缩波的起始点，计算二者差值，作为该形式的同步性分析指标。

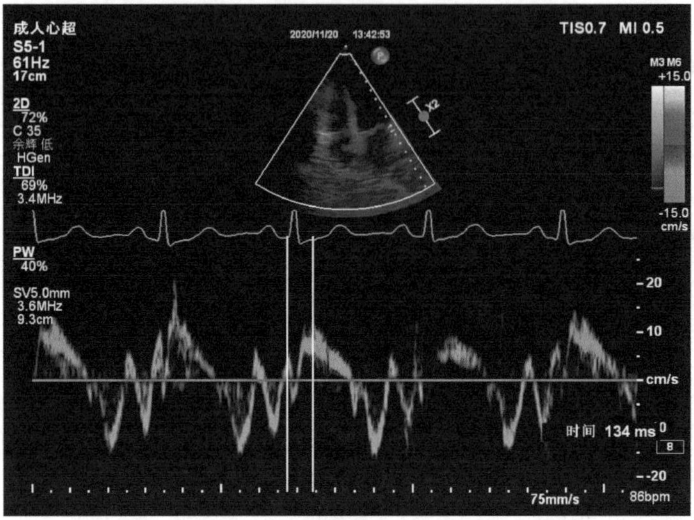

图 5.11 脉冲组织多普勒的超声心动图参数识别

目前心脏再同步化技术主要以超声心动图为分析对象，融合起搏器治疗，从而调节并改善心脏的协调性失调现象，对心脏各腔的舒缩功能以及血流动力特性进行优化，进而改善衍生的并发症等。但是，由于心脏系统的复杂性以及疾病种类的多样性，上述分析方法对特定疾病存在局限性，需要临床医生综合分析。

5.4 本章小结

心脏运动协调性失常会伴随心脏电生理信号异常以及机械性能下降，所以将心电图和超声心动图两种不同特性的信息进行联合，可有效提高心脏疾病的检出率，对心脏运动协调性的分析具有重要意义。目前临床使用二维超声心动图仪器对心脏运动协调性的检查，缺乏预置自动识别算法的辅助功能，主要以医生手动描绘标定。所以引入智能识别算法，首先利用基于第 3 章的算法优化模型，进行心脏协调性综合评估，分别实现左心房和左心室、左心室内和左、右心室间协调性的识别。以临床采集的三类数据作为总样本，对四类目标进行识别，其平均识别准确度达到 0.9686。结合图像中框选区域的坐标值进行计算，实现心脏协调性分析。实验结果表明，本章使用的算法模型在心脏运动协调性分析方面具有一定优势，将多源信息以二维图像共同输入，体现了多角度全方位描绘重要信息的能力等。

·第6章·

基于多目标分割网络的图像识别方法

6.1 引　言

心脏影像检查图像中的多目标分割方法在精准医疗时代具有重要临床价值，该方法可同时识别心肌、心室、瓣膜等关键解剖结构。从临床意义层面，多目标分割技术能提升先天性心脏病诊断准确率，辅助制定经导管介入手术方案，并实现术后血流动力学的定量评估。针对心脏结构的动态形变特性、医学图像噪声干扰以及标注数据稀缺性等技术难点。从 2012 年 Krizhevsky 等人提出 AlexNet 开始[151]，卷积神经网络逐渐应用到计算机视觉领域。2015 年，Long 等人提出的 FCN 使用全卷积神经网络进行图像分割任务[152]，深度学习方法在图像分割领域逐渐成为主流。同年，Ronneberger 在 FCN 的基础上提出了一种完全对称的 U 型网络——U-Net 用于细胞分割任务[153]，此后不断出现以该网络为基础的变体，U-Net 成为医学图像分割领域最受欢迎的模型。本章从深度学习路径入手，以 U-Net 架构为基础，开展研究工作。

6.2 多目标分割整体框架流程

本章多目标分割识别整体框架流程如图 6.1 所示。基于 U-Net 网络在超声、核磁的公开数据集上进行实验，对心室、心房、心肌等区域开展多目标分割，通过评价指标的输出以及可视化分割结果的输出，验证本实验的可行性。

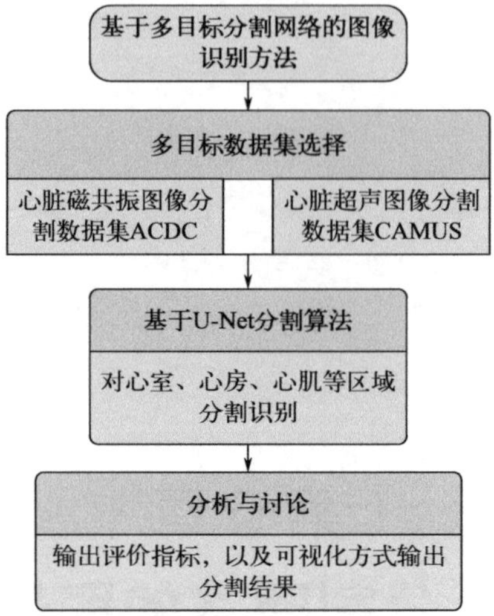

图 6.1　多目标分割识别整体框架流程

6.3　U-Net 算法

U-Net 是一种基于全卷积神经网络的 U 形结构，见图 6.2。它包括左侧的收缩路径和右侧的扩张路径，也称为编码器和解码器。

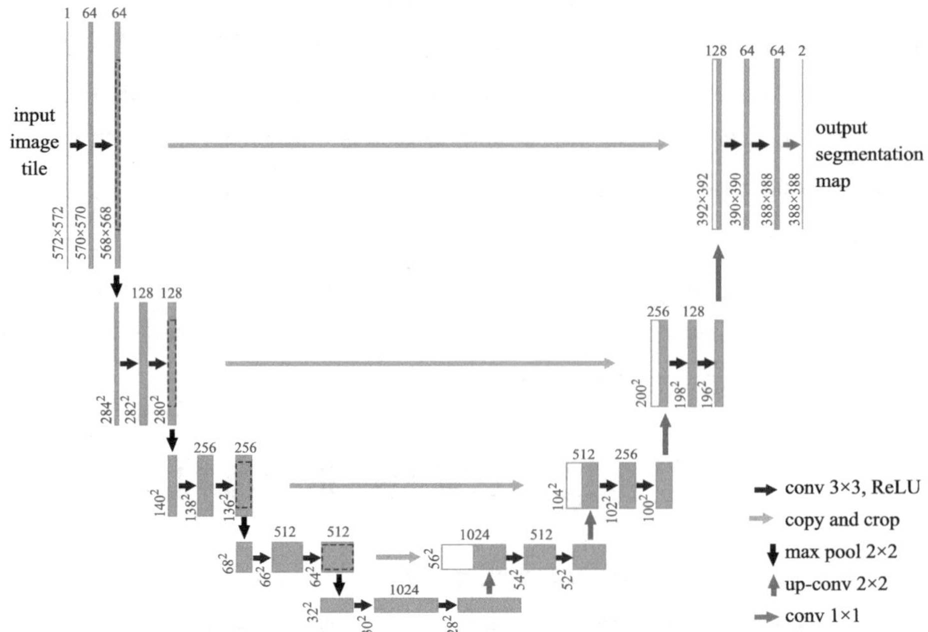

图 6.2　U-Net 网络结构

收缩路径的每一个阶段由两次 3×3 的卷积组成，并且每次卷积后面有一个 ReLU 激活函数。每一个阶段的末尾是一个下采样，由步长为 2 的 2×2 的最大池化操作实现。每一次下采样后，特征图的宽、高分别降低为之前的一半。

扩张路径的每一个阶段首先是经过一个上采样操作，由一次 2×2 的反卷积实现，经过反卷积，使特征图的通道数降低为之前的一半。由于收缩路径的每次卷积操作都会使边界像素丢失，因此 U-Net 采用跳跃连接的方式将得到的特征图与收缩路径上一阶段的特征图按通道维度拼接起来，再经过两次卷积，每次卷积后面有一个 ReLU 激活函数。在网络的最后一层，使用 1×1 的卷积将每个 64 个分量的特征向量映射到所需的类的数量。U-Net 网络总共有 23 个卷积层。关于 U-Net 的 Pytorch 实现详见下面代码。

```
import torch
import torch.nn as nn

class DoubleConv(nn.Module):
    def __init__(self, in_channels, out_channels):
        super().__init__()
        self.double_conv = nn.Sequential(
            nn.Conv2d(in_channels, out_channels, kernel_size=3, padding=1),
            nn.BatchNorm2d(out_channels),
            nn.ReLU(inplace=True),
            nn.Conv2d(out_channels, out_channels, kernel_size=3, padding=1),
            nn.BatchNorm2d(out_channels),
            nn.ReLU(inplace=True)
        )

    def forward(self, x):

        return self.double_conv(x)

class Down(nn.Module):
    def __init__(self, in_channels, out_channels):
        super().__init__()
        self.maxpool_conv = nn.Sequential(
```

```
            nn.MaxPool2d(2),
            DoubleConv(in_channels, out_channels)
        )

    def forward(self, x):

        return self.maxpool_conv(x)

class Up(nn.Module):
    def __init__(self, in_channels, out_channels):
        super().__init__()
        self.up = nn.ConvTranspose2d(in_channels , in_channels // 2, kernel_
size=2, stride=2)
        self.conv = DoubleConv(in_channels, out_channels)

    def forward(self, x1, x2):
        x1 = self.up(x1)
        x = torch.cat([x2, x1], dim=1)

        return self.conv(x)

class UNet(nn.Module):
    def __init__(self, n_channels, n_classes):
        super(UNet, self).__init__()
        self.n_channels = n_channels
        self.n_classes = n_classes

        self.inc = DoubleConv(n_channels, 64)
        self.down1 = Down(64, 128)
        self.down2 = Down(128, 256)
        self.down3 = Down(256, 512)
        self.down4 = Down(512, 1024)
        self.up1 = Up(1024, 512)
        self.up2 = Up(512, 256)
```

```
        self.up3 = Up (256, 128)
        self.up4 = Up (128, 64)
        self.outc = nn.Conv2d (64, n_classes, kernel_size=1)

    def forward (self, x):
        x1 = self.inc (x)
        x2 = self.down1 (x1)
        x3 = self.down2 (x2)
        x4 = self.down3 (x3)
        x5 = self.down4 (x4)
        x = self.up1 (x5, x4)
        x = self.up2 (x, x3)
        x = self.up3 (x, x2)
        x = self.up4 (x, x1)
        logits = self.outc (x)

        return logits
```

U-Net 模型结构代码

6.4　基于 U-Net 多目标分割心脏图像

6.4.1　评价指标

医学图像分割最常用的评价指标包括 Dice 相似系数、豪斯多夫距离、杰卡德相似系数等。

Dice 相似系数（dice similarity coefficient，DSC）是医学图像分割领域最常用的指标，也是较为客观的评价标准，是一种集合相似度度量函数，通常用于计算两个样本的相似度，取值范围为［0，1］。Dice 系数越接近 1，两个样本相似度越高，反之则越低。假设 A 和 B 是两个不同的样本，Dice 系数计算公式见公式 6.1。

$$D(A,B)=\frac{2\times|A\cap B|}{|A|+|B|} \tag{6.1}$$

豪斯多夫距离（Hausdorff distance，HD）是描述两组点集之间相似程度的一种量度，它是两个点集之间距离的一种定义形式：假设有两组集合 $A=\{a_1$，

$a_2, \cdots a_p\}$，$B=\{b_1, b_2, \cdots, b_q\}$，则这两个点集合之间的豪斯多夫距离定义见公式（6.2）。

$$H(A,B)=\max[h(A,B),h(B,A)] \tag{6.2}$$

其中，$h(A,B)=\max\limits_{a\in A}(\min\limits_{b\in B}\|a-b\|)$，$h(A,B)=\max\limits_{b\in B}(\min\limits_{a\in A}\|b-a\|)$，$\|\cdot\|$是点集 A 和 B 的距离范式（L2 范式或欧氏距离）。

杰卡德系数又称为杰卡德相似系数（Jaccard similarity coefficient，JSC）用于比较两个样本之间的差异性和相似性。杰卡德系数越高，则两个样本相似度越高，反之则越低。假设有两个集合 A 和 B，杰卡德系数的计算见公式（6.3）。

$$J(A,B)=\frac{|A\cap B|}{|A\cup B|} \tag{6.3}$$

6.4.2 心脏超声图像分割数据集 CAMUS 及实验

二维超声心动图图像的准确分割一直是一个持续了 30 多年的问题，原因有三个：一是超声心动图图像的本质（对比度差、亮度不均匀性、沿心肌散斑图案的变化、群体内显著的组织回声变异性等）；二是缺乏公开可用的大规模二维超声心动图数据集；三是缺乏大型数据集上的多专家注释来评估最小误差幅度，超过这个误差幅度，分割方法会被认为与人类专家一样准确。虽然这些原因已经被社会广泛接受，但在过去数十年，已经有大量的超声心动图图像分割检查方法被提出。但其中大部分只在小型的私人数据集（通常只有几十个病人）上得到验证，因此几乎不可能与其他方法比较。因此，全自动心脏分割方法缺乏准确性和可重复性，半自动或手动注释仍然在临床上使用。CAMUS 项目计划为社区提供所需的资料，以解决二维超声心动图图像分割的问题。

基于多结构超声分割的心脏采集技术（cardiac acquisitions for multi-structure ultrasound segmentation，CAMUS）数据集[154] 包括了在法国圣艾蒂安大学医院获得的 500 名患者的临床检查。数据集网址为：https：//www. creatis. insa-lyon. fr/Challenge/camus/index. html。

该数据集将 450 名患者用作训练集，50 名患者作为测试集，由心脏病专家手动勾画所有患者的左心室内膜（LV Endo）、左心室外膜（LV Epi）和左心房（LA）轮廓。CAMUS 数据集图像见图 6.3。

使用 U-Net 模型在 CAMUS 数据集上的分割结果见图 6.4。其中蓝色目标区域为左心房，红色目标区域为左心室，红色目标区域边缘为左心室内膜，绿色区域为心肌，其中绿色区域外边缘为左心室外膜，绿色区域内边缘为左心室内膜。

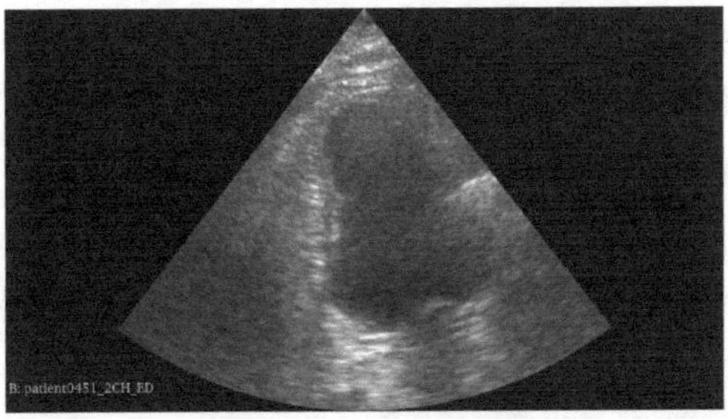

图 6.3　CAMUS 数据集图像

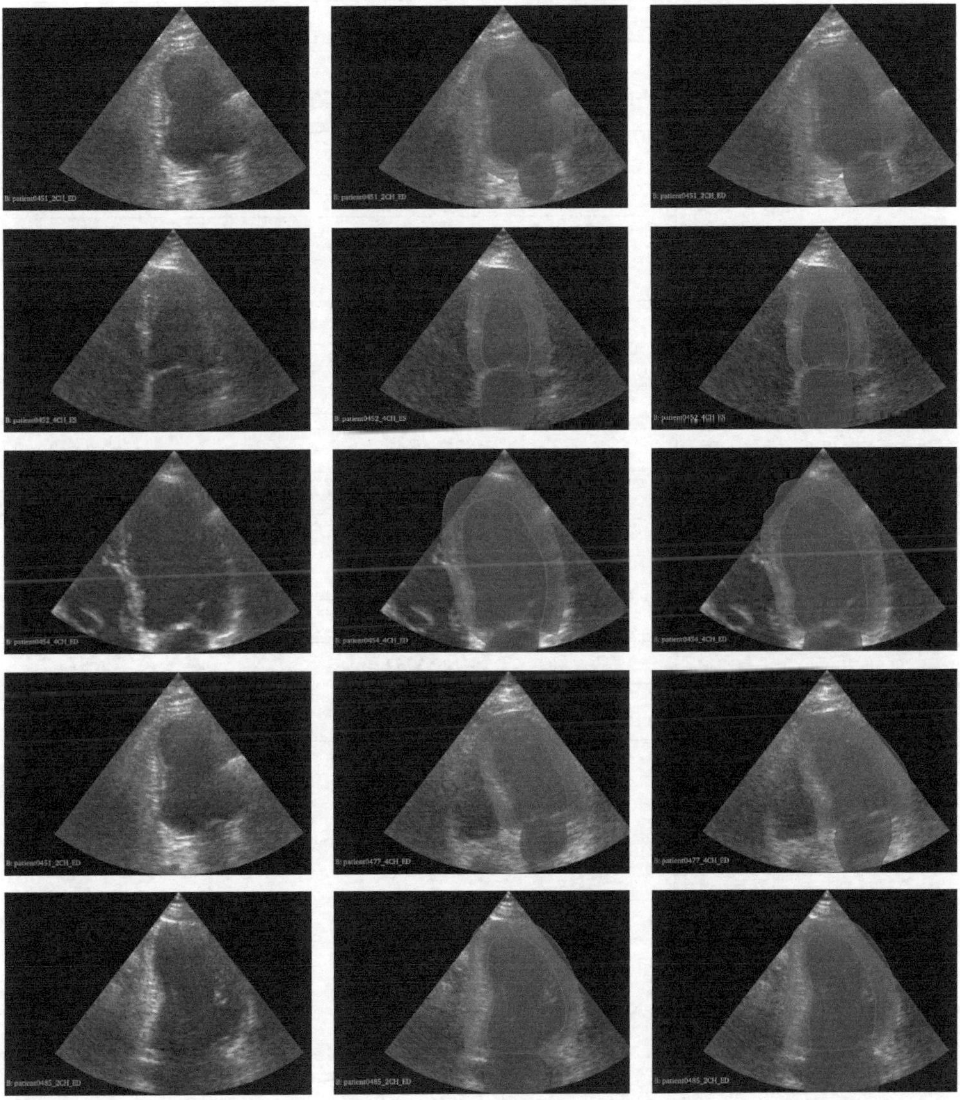

(a) 原图　　(b) 真实标签　　(c) U-Net

图 6.4　U-Net 在 CAMUS 数据集上的分割结果

(a) 为原始心脏超声图像；(b) 为心脏病专家标注的真实标签；(c) 为 U-Net 在 CAMUS 测试集的分割结果

训练 U-Net 模型的超参数见表 6.1，U-Net 在 CAMUS 数据集上的分割结果评估见表 6.2，U-Net 模型在 CAMUS 数据集上训练 loss 变化曲线见图 6.5，U-Net 模型在 CAMUS 数据集上的 Dice 系数变化曲线见图 6.6。

表 6.1 训练 U-Net 模型的超参数

超参数	数值	超参数	数值
初始化学习率	0.01	损失函数	Dice 损失＋交叉熵
批次大小	24	优化器	AdamW
训练轮数	150		

表 6.2 U-Net 在 CAMUS 数据集上的分割结果评估

评估指标	目标	数值
Dice 相似系数(DSC)/%	左心室心内膜(LV Endo)	93.00
	左心室心外膜(LV Epi)	86.13
	左心房(LA)	86.40
	平均(AVG)	88.51
95%豪斯多夫距离(HD95)/mm	左心室心内膜(LV Endo)	13.11
	左心室心外膜(LV Epi)	15.06
	左心房(LA)	23.70
	平均(AVG)	17.29
杰卡德相似系数(JSC)/%	左心室心内膜(LV Endo)	87.10
	左心室心外膜(LV Epi)	75.94
	左心房(LA)	76.87
	平均(AVG)	79.97

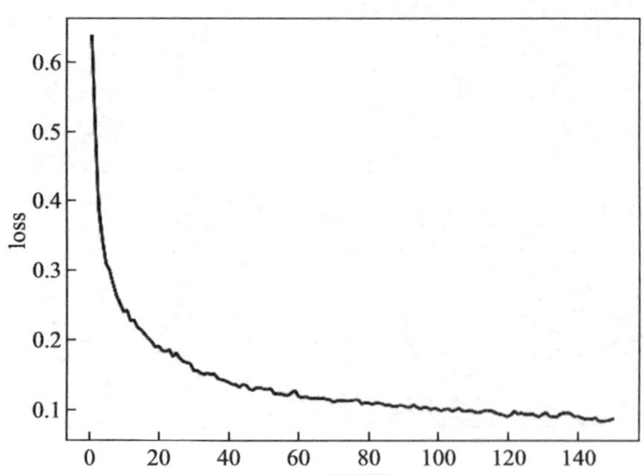

图 6.5 U-Net 在 CAMUS 数据集上的训练 loss 曲线

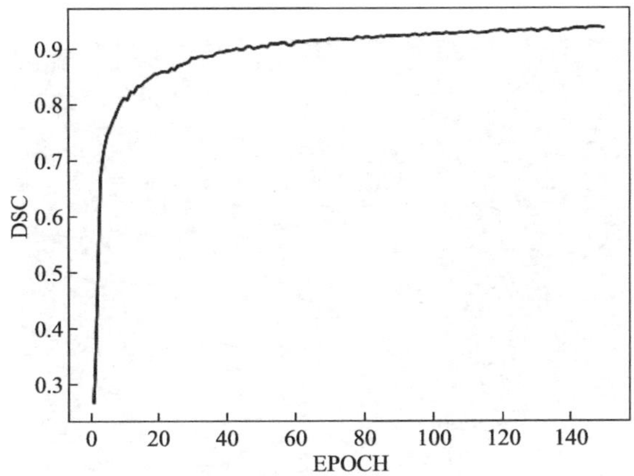

图 6.6　U-Net 在 CAMUS 上的 Dice 相似系数（DSC）变化曲线

6.4.3　心脏磁共振图像分割数据集 ACDC 及实验

在过去十年，核磁共振心脏分割已经成为一个突出的医学成像问题，关于这个问题已经有数千篇论文发表，面对这一挑战，ACDC 提供了有史以来最大的全注释公共 MRI 心脏数据集。

ACDC（automated cardiac diagnosis challenge）数据集是用实际临床检查数据创建的[155]。该数据集旨在比较自动分割方法在舒张末期和收缩末期左心室心内膜、心外膜和右心室心内膜的性能。真实语义注释由两名具有 10 年以上经验的心脏病专家在舒张期和收缩期的短轴切片上手工绘制，注释包括左心室（LV）、右心室（RV）以及心肌（MYO）。采集的数据完全匿名化，并在第戎（法国）医院当地伦理委员会指定的规定范围内进行处理。该数据集由 150 例检查（全部来自不同的患者）组成，分为 5 个均匀分布的子组（4 个病理学组和 1 个健康受试者组）。此外，每个病人都有以下附加信息：体重、身高以及舒张期和收缩期瞬间。

ACDC 数据集训练集由 100 例患者组成：20 例健康病人，20 例既往心肌梗死，20 例扩张型心肌病、20 例梗阻性肥厚型心肌病，20 例右心室异常。测试集由 50 例患者组成：10 例健康患者，10 例心肌梗死患者，10 例扩张型心肌病患者，10 例梗阻性肥厚型心肌病患者，10 例右心室异常患者。ACDC 数据集图像见图 6.7。

使用 U-Net 模型在 ACDC 上的分割结果见图 6.8。其中，红色目标区域为左心室（LV），蓝色目标区域为右心室（RV），绿色目标区域为心肌（MYO）。U-Net 在 ACDC 数据集上的评估结果见表 6.3，在 ACDC 数据集上训练的超参数见表 6.1，U-Net 模型在 ACDC 数据集上的训练 loss 变化曲线见图 6.9，U-Net 模型在 ACDC 数据集上的 Dice 相似系数变化曲线见图 6.10。

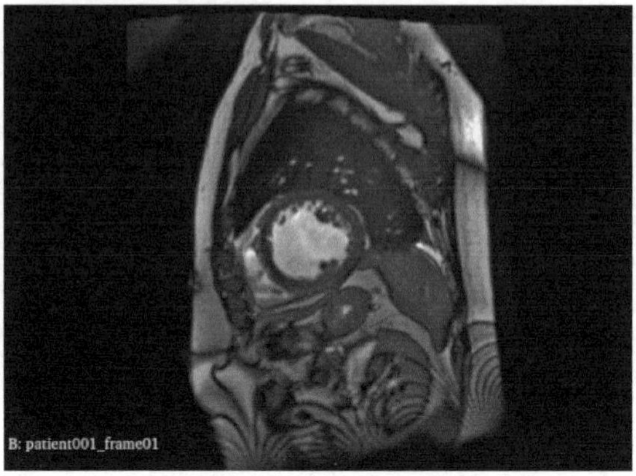

图 6.7　ACDC 数据集图像

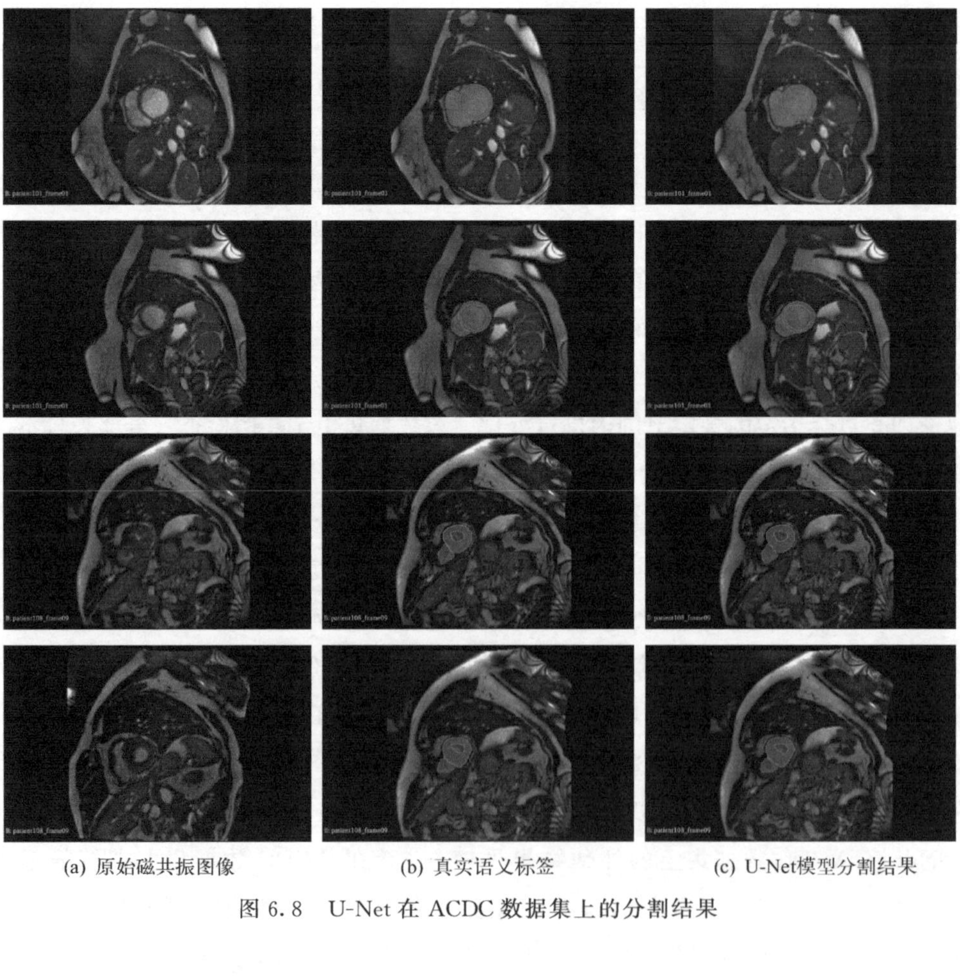

(a) 原始磁共振图像　　(b) 真实语义标签　　(c) U-Net模型分割结果

图 6.8　U-Net 在 ACDC 数据集上的分割结果

表 6.3　U-Net 在 ACDC 数据集上的评估结果

评估指标	目标	数值
Dice 相似系数(DSC)/%	右心室(RV)	92.46
	左心室(LV)	88.89
	心肌(MYO)	87.08
	平均(AVG)	89.47
95%豪斯多夫距离(HD95)/mm	右心室(RV)	5.66
	左心室(LV)	6.87
	心肌(MYO)	5.82
	平均(AVG)	6.12
杰卡德相似系数(JSC)/%	右心室(RV)	86.61
	左心室(LV)	80.54
	心肌(MYO)	77.29
	平均(AVG)	81.48

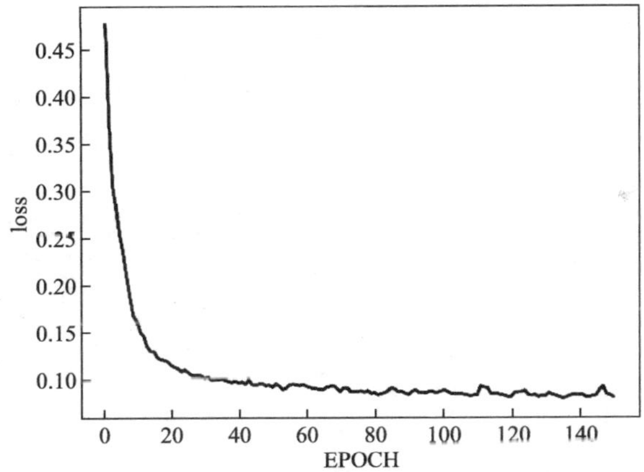

图 6.9　U-Net 在 ACDC 数据集上训练 loss 变化曲线

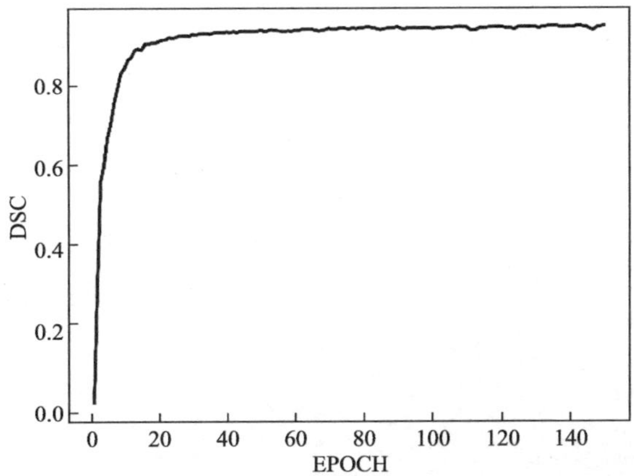

图 6.10　U-Net 模型在 ACDC 数据集上的 Dice 相似系数变化曲线

6.5 本章小结

围绕心脏医学影像的多目标分割技术，基于公开数据集进行了系统性研究。在心脏超声影像分割数据集（CAMUS）中，完成了左心室、右心室及心肌组织的三目标分割任务；在心脏磁共振影像分割数据集（ACDC）上，成功实现了心房、心室与心肌区域的精准划分。本研究成果为深度学习驱动的心脏疾病智能诊断方法构建了理论基础与技术框架，有力支撑了后续相关研究工作。

·第 7 章·

心脏疾病综合诊断分析管理系统设计

7.1 引 言

心脏疾病诊断管理系统，是利用计算机技术处理用先进的医疗检查设备采集的包括时间序列信号、图像、视频流等复杂医学信息的平台。使遭受心脏疾病的患者以及需要进行心脏健康管理、监测的人员信息得到有效的管理。实现独立个体信息的统一管理、智能诊断。目前，与心脏健康状态相关的监测、诊断、治疗活动渗透在各个医疗、体检机构，甚至延展到以个人家庭为单位的日常监测中。充分有效地利用这些心脏疾病数据，对分析诊断结果起到至关重要的作用。经验丰富的医生可以对各种心脏疾病进行有效的诊断，但心脏作为人体维持生命运动的重要器官，其结构的复杂性和疾病种类的多样性，使得诊断结果的高效性和正确率面临巨大的挑战。

为了解决上述问题，使心脏疾病的诊断与管理更具智能性与灵活性，以及诊断过程更加高效，系统可移植性更好。同时结合不同的深度学习技术以及相关医学理论，设计一种基于心电图、超声动图的心脏功能诊断，以及可扩展诊断功能接口的专业系统。其主要功能包括：数据源存储、智能诊断和系统管理等。该系统以（第 2、3、4 章）经过优化配置的深度学习算法模型进行疾病的分析诊断，实现基于一维、二维模型的心电图分析诊断和基于心尖四心腔模型的超声动图分析诊断功能。通过结合实际临床的数据实验以及医生、患者的验证，不仅为医生在心脏疾病的诊断分析中提供有力的辅助，而且为患者对自身疾病的自主分析提供了切实有效的帮助。

这种基于医疗行业的专业疾病诊断系统，不仅从根本上满足了现阶段各医疗机构以及个人监护市场对心脏疾病诊断分析的需求，而且解决了智能辅助诊断技术在临床应用中面临的数据库建立、信息管理、智能诊断等问题。因此本章设计的心脏诊断分析管理系统具有实际意义，其普及应用具有可行性。

7.2 系统框架

本章设计的心脏疾病诊断分析管理系统的整体框架如图 7.1 所示。研究内容：结合临床中心脏疾病诊断的实际现状，设计了三个主要的系统结构模块，包括数据源模块、诊断模块和管理模块等。

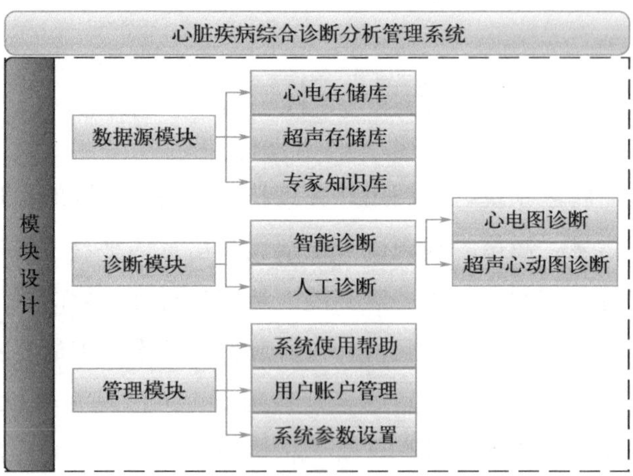

图 7.1 心脏疾病诊断分析管理系统框架

7.3 需求分析

心脏疾病诊断管理系统首先根据医疗健康标准的要求，用符合心脏疾病相关行业标准的数据库语句，以确定数据库容量为前提，创建有利于维护、开发、移植的系统。满足多任务、多节点环境下的并行登录请求，具有突发状况下的容错力和信息可复现等安全保障措施，以及针对早期不同版本平台的可移植性。目前，同一医疗机构各科室之间的医疗数据相对独立，缺乏有效共享，而且受试者的原始检测数据保存时间短。对于同一患者的心脏系统问题，经过各科室检查后的数据不能及时共享，形成众多具有独立性的分散式数据，因此将这些重要数据通过专业的诊断管理系统进行有效整合，使得心脏系统相关的临床医疗实践活动更具综合性、全面性、有效性。

7.4　系统设计

7.4.1　数据源模块

系统数据源主要包含用于心脏疾病诊断的心电数据、超声图像以及其他心脏检查数据。该系统可保障受试者个人心脏数据的安全性、完整性和可复现性。允许包括医生在内的各类有权限访问者对数据库中的医疗数据进行多种操作。基于该数据，可实现心脏检测信息的导入、查询、显示等操作，可检索出符合限定条件的受试者信息，并对这些数据快速查看、分析以及导出。将其作为诊断步骤的数据来源，在遵循医学分析标准化规则前提下实现智能化诊断，并具有将诊断结果保存在数据库中的功能。同时，系统中需要存入心脏专家诊断知识库，作为诊断依据显示在诊断结果页面中。

7.4.2　诊断模块

诊断模块是该系统的核心内容之一，并分别针对心电图和超声图像进行智能诊断及人工诊断分析，其主要设计包括以下两部分。

（1）智能诊断　针对心脏数据对心电图的诊断过程为：首先将心电信号导入系统中，再利用第 2、3 章的诊断模型自动识别心脏的心电图监测数据；对超声心动图图像的诊断为：首先将心电信号导入系统中，再利用第 4 章的诊断模型自动识别心脏的超声检测数据，将诊断结果作为心脏功能疾病诊断的辅助依据。这一过程具有一键诊断功能，同时有专家知识库辅助。

（2）人工诊断分析　除了通过算法模型的智能诊断功能外，系统设定的手动标定、分析功能是心脏疾病诊断分析过程的重要环节。临床实践以及科研活动中采集到的心脏数据具有多样性和特异性，医疗人员手动进行详细化诊断分析的需求具有必要性。因此，需要设计能实现目标区域的标定、测量等功能的工具，以及结果的显示、保存等功能。针对心电图或超声心动图的分析，有权限用户可利用设计的绘图模块进行点、线段、区域框的标定和长度、面积的测量，从而得到例如时间、幅值等相关的参数。最终可对分析结果进行保存。

7.4.3 管理模块

在心脏诊断管理系统的实际应用中，存在大量的临床数据、分析结果、注册用户信息需要保存，以及系统兼容性等众多因素，因此将管理模块作为心脏诊断管理系统有效运行的必要环节进行设计。该模块主要包含了系统使用帮助、用户账户管理和系统参数设置功能。

（1）系统使用帮助功能　提供了详细的系统使用说明流程以及帮助方式，为用户提供方便快捷的使用方法教程。

（2）用户账户管理功能　对不同等级的用户有选择性地设定及分配各自权限，以实现对用户的账户进行各种管理。例如，高级别用户具有对全局数据进行查看的权限，一般级别用户仅可针对自己的局部数据进行管理。

（3）系统参数设置功能　主要是解决系统的兼容性问题以及个性化显示等。

7.5 系统运行实例

心脏诊断管理系统主要实现了数据管理、智能诊断、人工诊断等功能，每个功能都设计了可靠、便捷的算法模型并配有图形显示。由于本系统的实际运行界面较多，因此在本章中，仅对部分主要功能进行描述。

7.5.1 系统登录

为了保证个人信息的安全，系统必须具有区分不同权限的访问用户，以及对登录身份的真伪验证，从而满足个性化需求，因此系统设计了用户注册、登录功能，如图 7.2 所示，同时设计了账户密码修改和正确性提示等功能。

7.5.2 数据源操作

数据源是系统实现心脏疾病分析、诊断和管理的重要信息来源，针对不同数据按分类原则进行管理，可对某类数据进行查看、编辑和删除等操作，如图 7.3 所示，系统对心电图数据类、超声图数据类和专家知识库类进行创建。其中可对各类数据源包含的详细数据信息进行个性化处理。例如，在心电图数据源类别中添加数据时，可记录的信息包括患者姓名、ID 号码、性别、年龄、导联序号、记录时间等基本信息，以及重要的心电信号源。

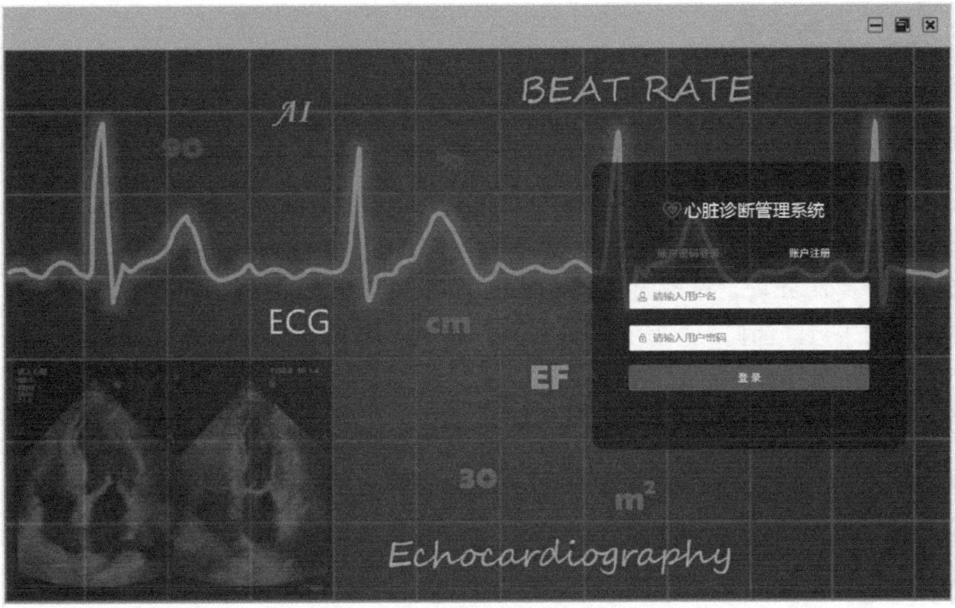

图 7.2　心脏诊断管理系统登录界面

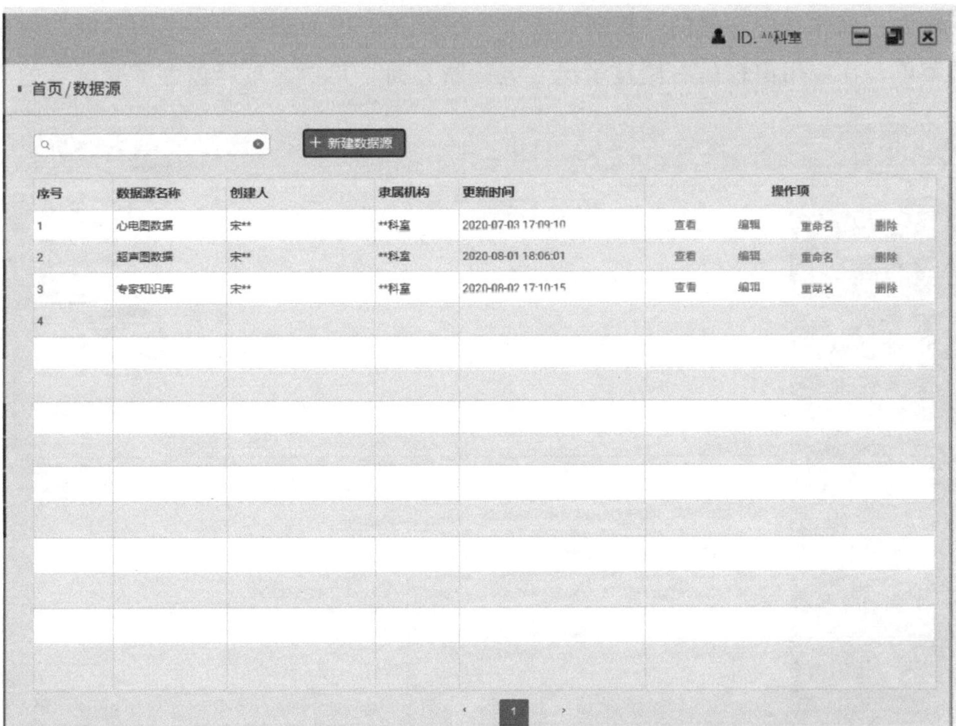
ID. **科室
首页/数据源
+ 新建数据源
序号　数据源名称　创建人　隶属机构　更新时间　操作项
1　心电图数据　宋**　**科室　2020-07-03 17:09:10　查看　编辑　重命名　删除
2　超声图数据　宋**　**科室　2020-08-01 18:06:01　查看　编辑　重命名　删除
3　专家知识库　宋**　**科室　2020-08-02 17:10:15　查看　编辑　重命名　删除
4
1

图 7.3　数据源操作总览

7.5.3 诊断实例

系统的诊断流程如图 7.4 所示。打开系统，导入所需诊断的疾病库进行诊断，此过程分为智能诊断和人工诊断分析，其中智能诊断调用专家库进行辅助分析，人工诊断分析则由医生使用设计的分析工具进行标注分析，诊断过程的结果可保存在结果库中，用于后续的回顾性访问。

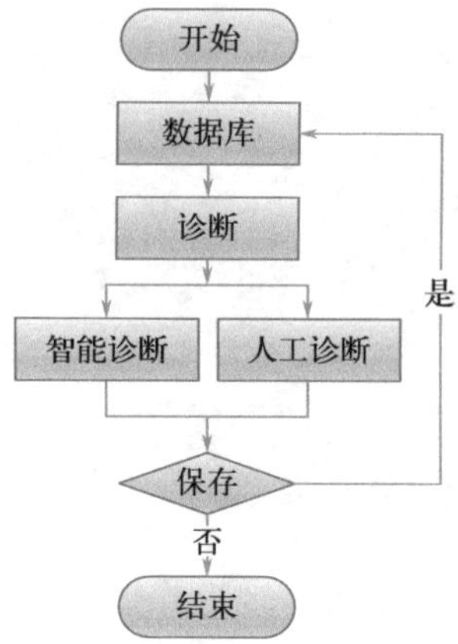

图 7.4 系统诊断功能流程

系统中疾病诊断模块的设计主要包括心电图智能诊断模块、超声智能诊断模块以及人工法诊断模块三部分。其中所有的智能诊断功能采用一键诊断触发模式，即点击不同的诊断按钮实现相应的诊断模型函数调用，最终将诊断结果及建议进行显示。而人工法诊断设计了用于辅助分析的画图、测量等工具，实现了精确的数据分析。

（1）以一维数据诊断模型进行心电图诊断的操作流程界面如图 7.5 所示，其步骤为：首先选中左侧的“疾病诊断”一级菜单，进而选择“心电图诊断”附属子菜单，在应用窗口的右侧显示出心电诊断界面，其功能布局包含了受试者的心

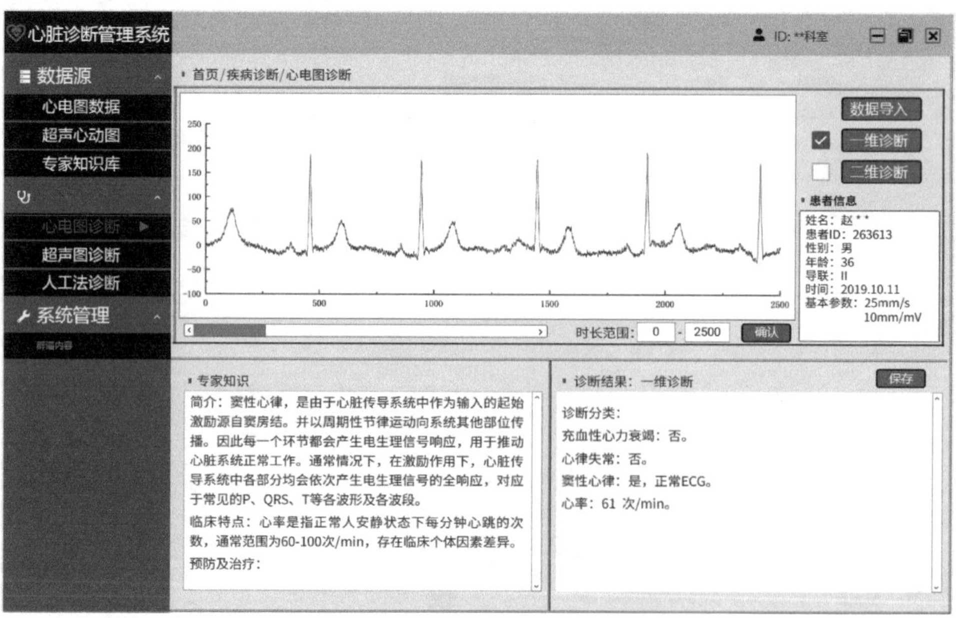

图 7.5 心电图智能诊断结果（一维诊断模型）

电数据显示区域，匹配了幅值和时长刻度，为了方便观察不同时段的信号特点，设计了可对其进行时段选择显示功能。为了对导入数据的信息进行正确核对，设计了患者的个人基本信息显示。智能诊断过程首先选择右方的“数据导入”按钮，将需要诊断的信号载入系统，其次选择“一维诊断”按钮，其功能以一维时间序列心电信号为对象，可实现充血性心力衰竭、心律失常和窦性心律的三分类诊断。为了直观体现系统对诊断效果的有效辅助，在系统界面的下方，设计了诊断结果显示区域以及可供参考的专家知识。通过点击“保存”按钮将结果存储在数据库中。

（2）以二维数据诊断模型进行心电图诊断的操作流程界面如图 7.6 所示，与一维诊断相似，具体步骤依次为：在左侧的“疾病诊断”一级菜单下，选择“心电图诊断”二级菜单，在应用窗口的右侧显示出心电图诊断界面。智能诊断过程首先选择右方的“数据导入”按钮，将需要诊断的信号导入系统，其次选择“二维诊断”按钮，其功能以二维心电信号模型为对象，可对心电信号中 P 波、QRS 波、T 波等代表心脏传导系统特性的各部分波形进行精细化识别。为了直观体现系统对诊断效果的有效辅助，在心电信号的显示区对细化波形用坐标位置和识别框等进行了明显的细化标注。在系统界面的下方，设计了诊断结果显示区域以及可供参考的专家知识。诊断结果可通过点击“保存”按钮进行存储。

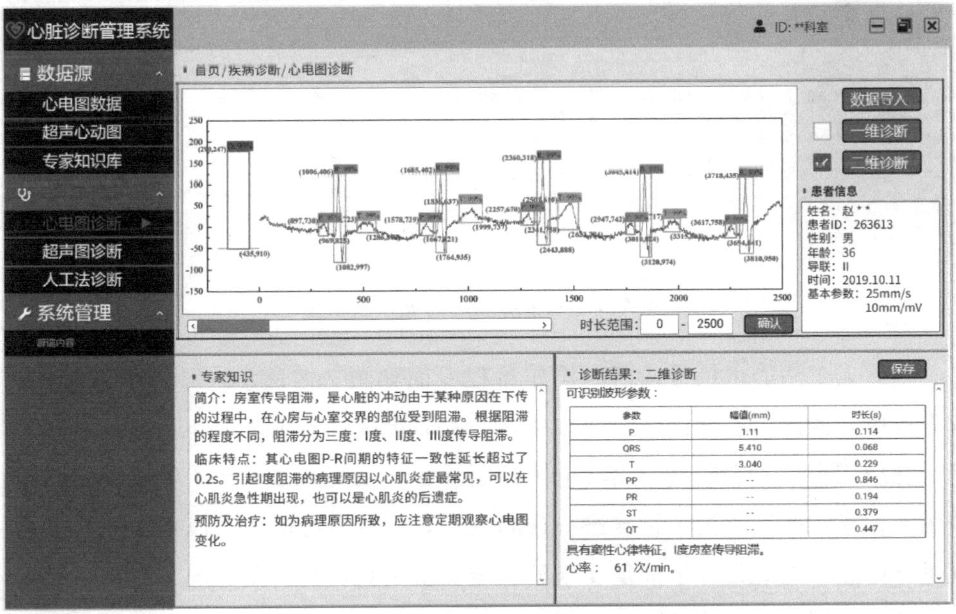

图 7.6　心电图智能诊断结果（二维诊断模型）

（3）以超声心动图心尖四心腔诊断模型进行超声图诊断的操作流程界面如图7.7所示，具体步骤依次为：首先选中左侧的“疾病诊断”一级菜单，进而选择“超声图诊断”二级附属子菜单，在应用窗口的右侧显示出超声图诊断界面，在其上方设计了受试者的原始超声图数据和识别结果显示区域。为了对导入数据的信息进行正确核对，设计了患者的个人基本信息显示。智能诊断过程首先选择右方的“数据导入”按钮，将需要诊断的图像导入系统，其次选择“超声诊断”按钮，其功能以心尖四心腔超声图像为对象，可实现对心脏左心室的舒张和收缩期的各种参数识别及测量，并自动计算代表心脏功能的射血分数。在系统界面的下方，设计了诊断结果显示区域以及可供参考的专家知识。通过点击“保存”按钮将结果存储在数据库中。

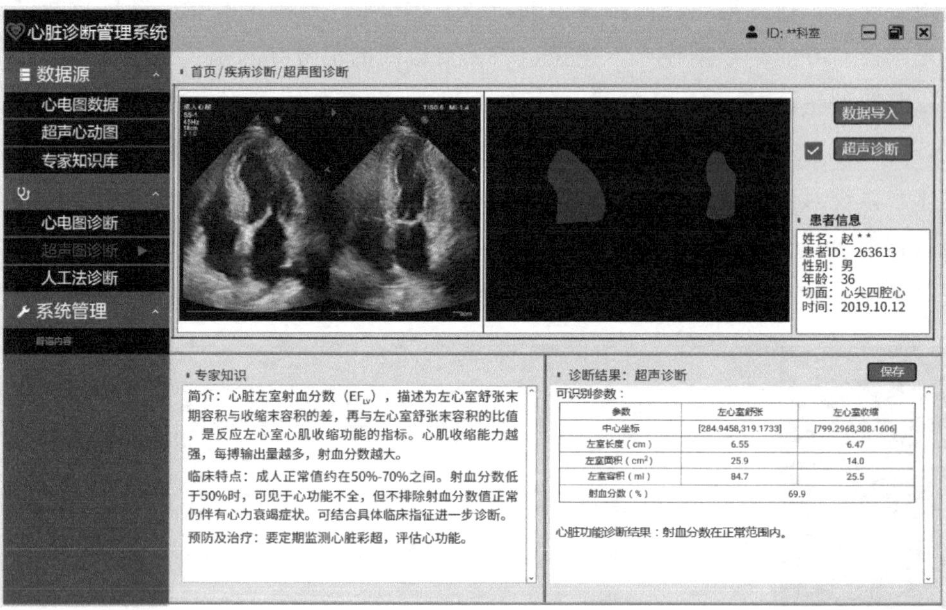

图 7.7 超声心动图智能诊断结果

（4）人工法心电信号诊断的操作流程界面如图7.8所示，具体步骤依次为：首先选中左侧的“疾病诊断”一级菜单，进而选择“人工法诊断”二级附属子菜单，在应用窗口的右侧显示出心电图诊断界面，在其上方设计了受试者的原始心电图数据显示区域。为了精确进行诊断分析，需要对心电图中值得关注的重点位置进行标注。系统设计了满足要求的标定测量工具，包括点标定、测量线和区域框。分析诊断过程首先点选右方的“心电图”模式，其次点选“数据导入”按钮，将需要诊断的心电图数据导入系统，通过点击不同功能的标定测量工具按钮分别实现点、线、框的标定功能。在系统界面的下方，设计有标定结果显示区域以及分析结果输入区域。其中“点标定”功能以二维坐标点数组值的形式显示，并标注 P_N，其中 $N=(1, 2, \cdots, N)$，代表多点储存；“测量线”功能以线段起点至终点的平面距离数值形式显示，并标注 L_N；“区域框”功能记录了代表边框的宽度和长度数组值，并标注 B_N。通过点击“保存”按钮将结果存储在数据库中。

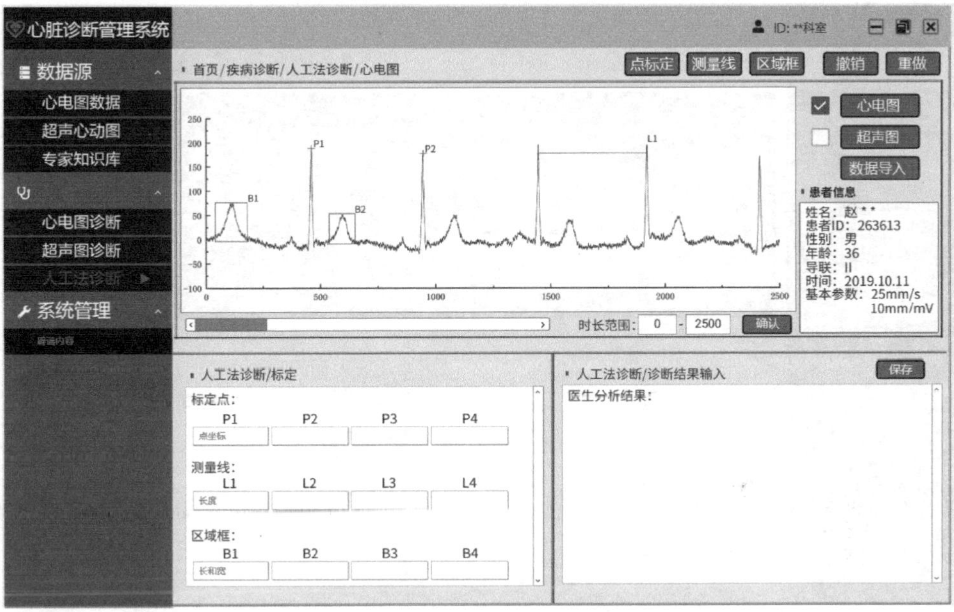

图 7.8　人工法诊断（心电图）

（5）人工法超声图诊断的操作流程界面如图 7.9 所示，具体步骤依次为：首先选中左侧的“疾病诊断”一级菜单，进而选择“人工法诊断”二级子菜单，在应用窗口的右侧显示出超声图诊断界面，在其上方设计了受试者的原始超声图数据显示区域。为了精确地进行诊断分析，需要对超声图中反映心脏功能的重点位置进行标注。系统设计了满足要求的标定测量工具，包括测量线、点标定和区域生成。分析诊断过程首先点选右方的“超声图”模式，其次点选“数据导入”按钮，将需要诊断的超声图数据导入系统，通过点击“测量线”按钮实现两点间的距离测量，例如左心室长度等参数的测量，用 L_N 标注。通过依次点击“点标定”“连线”和“区域”三个按钮对目标区域进行标定，例如左心室面积等。具体为首先选择“点标定”按钮，触发目标点标定功能，在该模式下允许对目标区域进行连续多点标定，并记录标定点数量，对于多个区域进行标注时用 P_N 表示，其中 $N=(1,2,\cdots,N)$；之后选择“连线”按钮，系统将之前连续标定的多点依次连线形成闭合区域；最后选择“区域”按钮，系统将识别该闭合区域的面积，用 S_N 表示。对于不同的目标区域，上述过程可重复进行，独立标定。测量线功能以线段起点至终点的平面距离数值形式显示，并标注 L_N。为了使系统具有更好的使用便利性，允许对先前已经标定的点或者测量线端点进行移动更改。通过点击“保存”按钮将结果存储在数据库中。

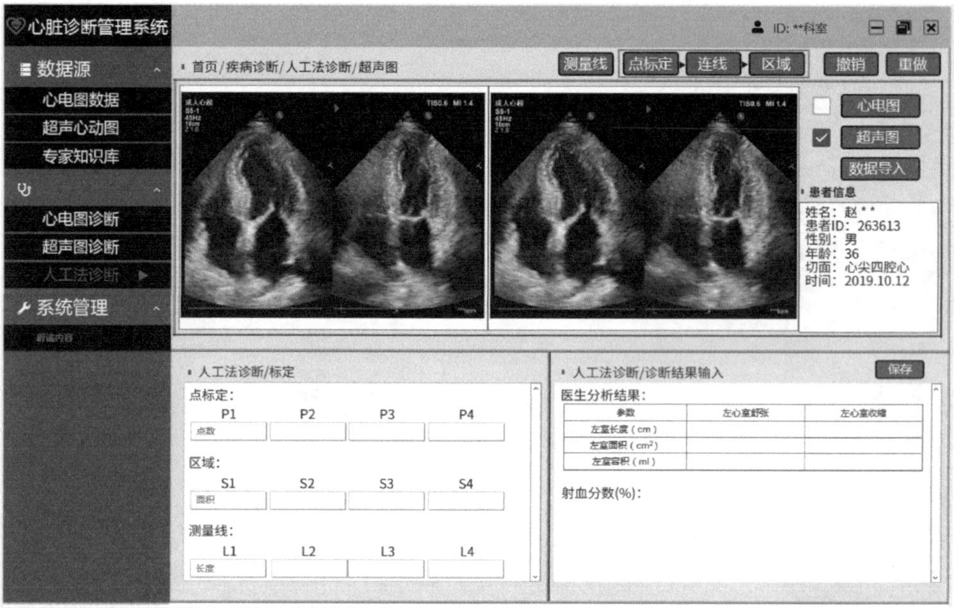

图 7.9 人工法诊断（超声心动图）

7.5.4 系统管理实例

系统管理功能的应用主要包含使用帮助、用户管理和参数设置等。其中使用帮助功能的操作流程界面如图 7.10 所示，具体步骤依次为：首先选中左侧的“系统管理”一级菜单，其次选择“使用帮助”二级子菜单，在应用窗口的右侧上方显示出本系统的项目简介界面，在其下方设计了帮助功能导航列表链接区域，用于针对用户使用过程中遇到的不同问题提供方便快捷的使用方法教程。为了有效进行用户管理，设计了用户管理功能项，其操作流程界面如图 7.11 所示，具体步骤依次为：首先选中左侧的“系统管理”一级菜单，其次选择“用户管理”二级子菜单，在应用窗口的右侧显示出已注册用户的信息列表，可实现注册用户详细信息的查看、编辑、重置和用户权限的设定等操作。同时可对用户名、用户类型的精确搜索以及批量删除信息。

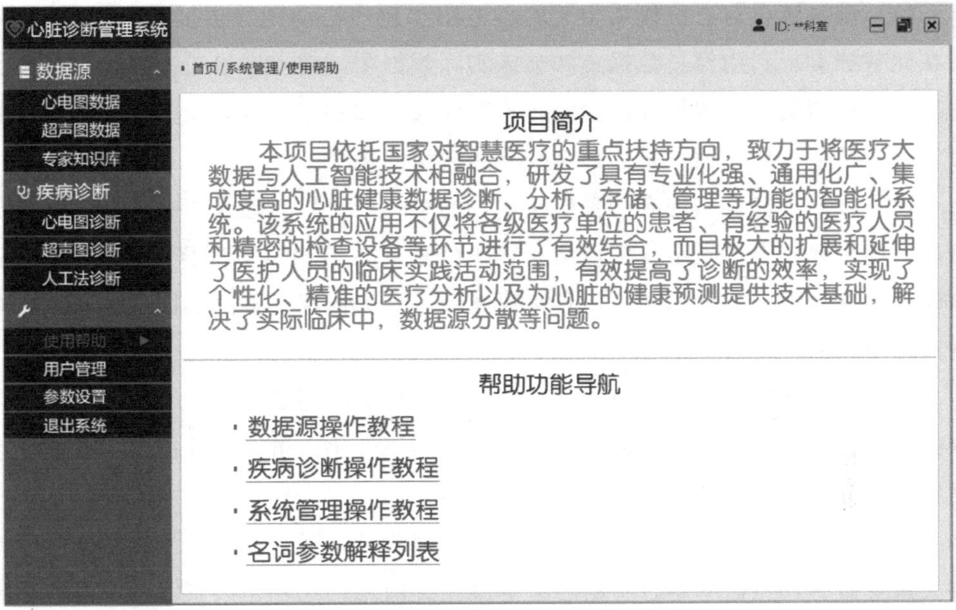

图 7.10 系统使用帮助

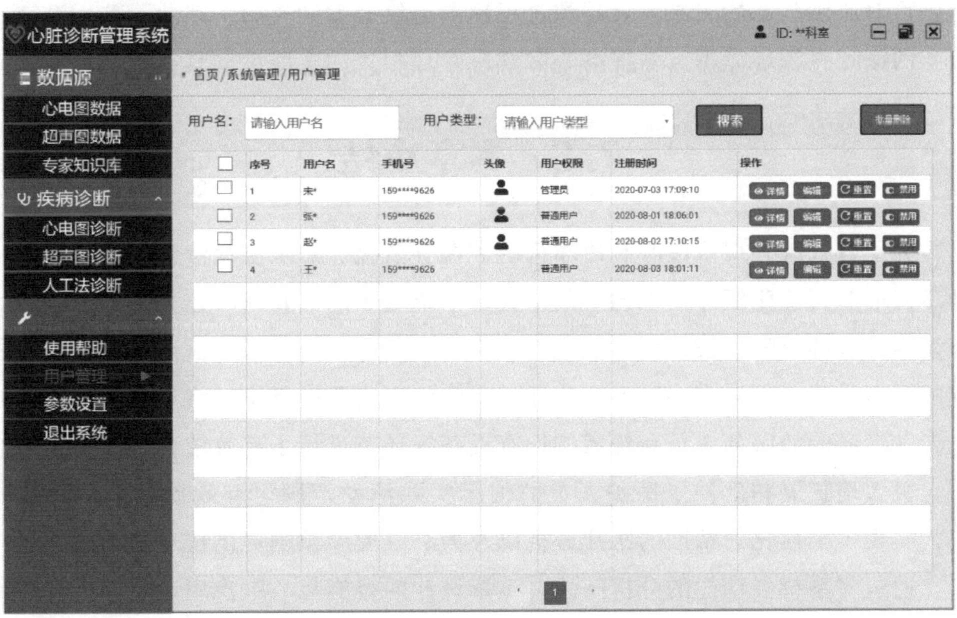
心脏诊断管理系统
ID: **科室
数据源
心电图数据
超声图数据
专家知识库
疾病诊断
心电图诊断
超声图诊断
人工法诊断
使用帮助
用户管理
参数设置
退出系统
首页/系统管理/用户管理
用户名：
请输入用户名
用户类型：
请输入用户类型
搜索
序号 用户名 手机号 头像 用户权限 注册时间 操作
1 宋* 159****9626 管理员 2020-07-03 17:09:10
2 张* 159****9626 普通用户 2020-08-01 18:06:01
3 赵* 159****9626 普通用户 2020-08-02 17:10:15
4 王* 159****9626 普通用户 2020-08-03 18:01:11

图 7.11 用户管理功能

7.5.5 运行效果

心脏疾病诊断管理系统设计过程综合了医学专家与临床受试者的建议，及时调整现有问题，不断测试、运行，现已取得了良好的运行效果。

（1）该系统可对心脏检测相关的心电图和超声心动图数据提供可视化展示。并在此基础上，利用经过数据集和临床实际数据测试建立的诊断模型，对相关数据进行较高精确度的智能辅助诊断，为医疗人员和临床受试者观察、分析心脏健康状况提供了指导依据，是多种医疗检测数据的集合。

（2）该系统经过与现有心脏疾病相关的系统对比后，融入了医学专家诊断知识库，用于在智能诊断系统提供结果输出的同时，给出尽可能详尽的诊断依据，该设计不仅实现了智能诊断，而且直观展示了专家诊断的理论依据，得到了心血管医疗专家的认可。

（3）系统具有良好的人机界面，以及简洁化的功能操作。符合心血管医生临床的工作习惯和诊断流程。系统允许用户根据个性化需求对心脏检测数据进行手动标定、分析，从而满足临床需求的多样性。

（4）系统实现了诊疗范围的有效延伸。现阶段，对于没有医疗诊断分析经验的大量受试者，急需了解自身的心脏健康相关信息，尤其是以家庭为单位的心脏监护时，系统可以给出科学的诊断管理建议。通过对自身历史检测数据的保存管理，可对心脏状态的未来发展趋势进行预测提供有力的支撑。因此，整个系统在有限的医疗资源环境下，对提高心脏健康管理相关的实践活动具有重要意义。

7.6 本章小结

为了有效改善现阶段心脏诊断系统存在分散化、需求层次较低的问题，以及满足我国对智能化医疗需求的不断增长，本章基于前面几章所建立的关于心脏疾病诊断的各种模型，设计了智能化心脏疾病诊断分析管理系统。该系统采用了先进的深度学习技术，在心脏疾病诊断的整个临床实践链条中，将各级医疗单位的患者、有经验的医务人员和精密的检查设备等环节进行了有效结合。该系统的应用，极大地扩展和延伸了医护人员的临床实践活动范围，有效提高了诊断的效率，实现了个性化、精准的医疗分析以及为心脏健康预测提供技术基础。

通过对系统各功能的分析阐述，本章设计的智能化心脏疾病诊断分析管理系统实现了心电信号和超声图像的诊断、分析、存储等功能，以及对可扩展功能接口的设计。系统将分散的数据有效地整合，统一管理，将测量的数据及时、全面、有效地保存，形成全面的个人数据库。为有权限的用户科学有效地分析这些临床数据提供有利条件。该系统是心脏监测信息以及诊断分析结果的有效整合，并以此为基础，在诊断效果方面实现了性能提升与方法创新。

·第8章·
结论与展望

8.1 结　论

心脏生理信息检测是医疗临床实践的重要环节，其中，心电图和超声心动图的检测是否准确直接关系到心脏相关疾病的筛查效率和治疗效果。随着社会化进程的发展，人们不健康的生活方式和各种因素导致的心脏疾病问题突出，人们对心脏疾病诊断的质量寄予了更高的期望。不仅心脏检查仪器的性能不断提高与优化，而且作为人工智能领域的深度学习技术也在飞速发展，使得心脏疾病的自动识别分析方法不断完善与创新，对临床实践活动具有重要意义。本文针对现有心脏疾病分析方法中存在的不足，通过分析各类数据的特点差异，采用深度学习技术的不同方法，开展对一维序列、二维图片形式的心电信号识别，超声心动图的分割和多源信息多目标识别的应用研究，为心脏疾病的诊断提供辅助分析。本文的主要研究结论如下。

(1) 提出适用于一维心电信号高效识别分析模型（Conv-TCN 模型）。首先，创建输入数据，采用基于 R 波前后固定长度的心搏分割形式，以基于小样本的均衡策略进行数据预处理。其次，为了提升模型对数据记忆的时长和并行化处理能力，采用具有兼顾一维序列前后因果关系特性和扩展感受范围的卷积技术；设计卷积网络前置化结构，对信号特征实现自动预提取。最后，通过与时间卷积网络、传统处理时间序列的方法进行对比实验表明，基于 Conv-TCN 模型对数据集中三类样本的训练准确度和测试准确度分别达到了 98.50%和 98.23%。

（2）提出适用于二维图像层面的心电图快速区域识别模型（2D-ECG 和 Faster R-CNN 模型）。首先创建适合于二维图像处理模型的输入数据，利用图像处理软件将一维心电信号转换成二维图像信号。依据 MIT-BIH 数据集中三类数据的结构和数据量特点，对心脏传导周期内的一个完整心搏进行分类识别与定位，其平均识别准确度达到了 98.78%。更进一步，依据临床采集的具有窦性心律的心电数据特点，对其包含的每个细化波形进行分类识别与定位，其平均识别准确度达到了 98.94%。利用算法识别的横向和纵向坐标值进行计算，可实现多种疾病的辅助分析。与其他同类文献对比表明，提出的方法具有在临床辅助诊断应用的可行性。

（3）提出适用于超声心动图的心功能分析模型（TDEcho-FCN 模型）。首先，采用的输入数据为心尖四心腔切面图片。其次，在卷积神经网络重构策略基础上，利用回溯采样方法保留更多的图像细节信息，通过计算转置卷积得到输出图像长和宽尺寸大小，结合跳跃连接结构，输出具有密集像素特征的目标区域分割结果。最后，利用算法评价指标和对比实验表明，基于 TDEcho-FCN 算法模型成功实现了心尖四心腔切面的超声心动图中左心室区域的识别。模型不仅对输入图像的尺寸具有灵活性，而且解决了计算过程中产生的重复存储和计算问题。因此 TDEcho-FCN 可以充分发挥在二维超声心动图分割方面的优势，并实现了平均准确度达到 95.75%的水平。

（4）提出适用于多普勒超声心动图和心电图的多源数据识别模型。首先，依据产生心脏运动协调性失常现象的原因，从左心房左心室间、心室间和左心室内的收缩不同步现象进行研究。其次，针对三类协调性问题，从临床数据中选择多普勒超声心动图和心电图作为基础研究对象，分别选取心尖四心腔切面下多普勒测量二尖瓣血流频谱的超声心动图与心电图联合样本、心尖五心腔切面下多普勒测量主动脉瓣血流频谱的超声心动图与心电图联合样本、大动脉短轴切面下多普勒测量肺动脉瓣血流频谱的超声心动图与心电图联合样本。最后，实验结果表明，所提的多源数据识别模型对心脏运动协调性分析性能具有优越性。可对临床获取的图像直接输入，解决目前针对该类诊断，超声仪器中缺乏智能识别算法，以及实际诊断过程中人工参与画线、圈定操作带来的耗时等问题。因此，该模型可以充分发挥在多普勒超声心动图和心电图联合分析方面的优势，并实现了平均准确度达到 96.86%的水平。

（5）如何切实有效地将本文研究的智能算法应用于实际，使分析结果快速准确地显示，为临床医生提供辅助和提高诊断的正确率具有重要意义。从仪器硬件设备上分析，以心电图检查设备为主要载体，融入智能分类识别技术，有效提升专业医疗及家庭监护设备检查的功能。一维时间序列形式的心电图是现阶段的常规研究对象，可方便地将该数据类型输入的算法移植到硬件设备上；二维图片形式的心电图是一种新颖的研究对象，以这种数据类型输入的算法，具有多角度全方位描绘信息的能力，可识别不同的目标信息。目前该技术的应用需要对心电图设备硬件进行升级，使其具有一维到二维格式转化的功能。以专业医疗及科研超声设备为载体，融入智能识别分析技术，在医生对患者的检查过程中，无论从静态分析还是实时的动态监测，均能充分地展现智能化分析结果，给专业医生及个人提供帮助。

8.2 展 望

本文研究工作从心脏疾病的诊断需求出发，提出了智能分类识别方法，主要集中于心电数据的快速分类识别，提高常见疾病的检出率，基于二维超声心动图的左心室分割的心功能分析，以及多源数据识别及分析几个方面。本文的研究工作不仅需要准确掌握心脏电生理、心电图、超声心动图等相关知识，而且还需要应用不同深度学习技术及适应性方面的知识，体现了学科交叉的特点。但由于心脏系统的复杂性及重要性，对其疾病的诊断仍有许多工作需要进一步完善，主要包括以下几个方面。

（1）从现有数据中选择心电信号作为研究对象，只研究了基于Ⅱ导联的单通道心电信号的疾病分类识别过程。但是，目前临床应用中多导联的综合诊断分析需要进一步研究，通过不同导联之间的相关性提高诊断正确率。

（2）在基于超声心动图的心功能分析中，只采用了心尖四心腔切面图进行训练、验证和测试分析，但是心脏检查的超声入射面有多种切面。要想实现功能性更优的识别模型，应该进一步研究这些切面环境下的诊断建模，以及利用不同超声检查技术进行数据采集，实现综合诊断分析。

（3）目前临床实践中，许多医疗机构对心电图诊断和超声心动图诊断处于相对独立环节。虽然本文建立了适用于超声心动图和心电图的多信息识别模型，但是心脏作为一个完整的复杂器官，利用两方面之间的关联性进行更细化分类识别有待进一步分析。而且将更多不同类型的数据源联合应用，具有实际意义。

虽然本文主要针对心电图和超声心动图的检测方法进行研究，但与实际临床诊断相结合的应用不足，在今后的研究中将加强这方面的实际应用，提升心脏疾病的辅助诊断价值。

参考文献

［1］ 国家统计局．中国统计年鉴 2020［M］．北京：中国统计出版社，2020.

［2］ 国家卫生健康委员会．中国卫生健康统计年鉴 2019［M］．北京：中国协和医科大学出版社，2019.

［3］ 国家心血管病中心．中国心血管病报告 2018［R］．北京：中国大百科全书出版社，2018.

［4］ 姜一农，宋玮．高血压合理用药指南解读—常见特殊类型高血压的治疗原则及药物选择［J］．中国医学前沿杂志（电子版），2016，8（02）：10-13.

［5］ 蒋文平．我国临床心电生理学发展回顾［J］．中华心血管病杂志，2015，43（2）：109-111.

［6］ SI Drăgulescu，Streian C，Mourtada A. Assessment of left ventricular function by echocardiography［J］. Jacc Cardiovasc Imaging，2018，11（3）：260-274.

［7］ Singh Y，Deepa，Wu S，et al. Cardiac Electrophysiology Studies Based on Image and Machine Learning［J］. Journal of Biomedical Engineering and Technology，2018，6（1）：1-6.

［8］ 姚宏英，杨胜利，杨勇，等．超声心动图评价慢性心力衰竭患者右心室功能障碍及其与左心室射血分数的关系［J］．中国临床医生杂志，2018，46（03）：285-287.

［9］ 杨军．发展中的多模态超声心动图［J］．中国临床医学影像杂志，2020，31（3）：153.

［10］ 陈明龙，孙育民．临床心脏电生理的未来发展：经典与规范携手、数据与创新并重［J］．中华心律失常学杂志，2019，23（1）：5-7.

［11］ Venkatesan C，Karthigaikumar P，Paul A，et al. ECG signal preprocessing and SVM classifier-based abnormality detection in remote healthcare applications［J］. IEEE Access，2018，6：9767-9773.

［12］ Raj S，Ray K C. ECG signal analysis using DCT-based DOST and PSO optimized SVM［J］. IEEE Transactions on Instrumentation and Measurement，2017，66（3）：470-478.

［13］ Vadim G，Yael Y. An SVM approach for identifying atrial fibrillation［J］. Physiological Measurement，2018，39（9）：094007.

［14］ Sundaramurthy A. A novel SVM neural network based clinical diagnosis of cardiac rhythm［J］. SSRG International Journal of Medical Science，2017，4（1）：9-15.

［15］ El-Saadawy H，Tantawi M，Shedeed H A，et al. Electrocardiogram（ECG）classification based on dynamic beats segmentation［C］//Proceedings of the 10th International Conference on Informatics and Systems. 2016：75-80.

［16］ Li D，Zhang H，Zhang M. Wavelet de-noising and genetic algorithm-based least squares twin SVM for classification of arrhythmias［J］. Circuits，Systems，and Signal Processing，2017，36（7）：2828-2846.

［17］ Liao K Y K，Chiu C C，Yeh S J. A novel approach for classification of congestive heart failure using relatively short-term ECG waveforms and SVM classifier［C］//Proceedings of the International Multiconference of Engineers and Computer Scientists，2015，1：47-50.

［18］ Bhurane A A，Sharma M，San-Tan R，et al. An efficient detection of congestive heart failure using frequency localized filter banks for the diagnosis with ECG signals［J］. Cognitive Systems Research，2019，55（JUN.）：82-94.

[19] Dolatabadi A D, Khadem S E Z, Asl B M. Automated diagnosis of coronary artery disease (CAD) patients using optimized SVM [J]. Computer Methods and Programs in Biomedicine, 2017, 138: 117-126.

[20] Dohare A K, Kumar V, Kumar R. Detection of myocardial infarction in 12 lead ECG using support vector machine [J]. Applied Soft Computing, 2017, 64: 138-147.

[21] Zhang Y, Li J. The dominant T wave cluster and one-class SVM based analysis of multilead ECG for classification of myocardial infarction [C] //BIBE 2019; The Third International Conference on Biological Information and Biomedical Engineering. VDE, 2019: 1-7.

[22] Sudarshan V K, Acharya U R, Ng E, et al. Infarcted left ventricle classification from cross-sectional echocardiograms using relative wavelet energy and entropy features [J]. Journal of Mechanics in Medicine & Biology, 2016, 16 (1): 1640009.

[23] Gao X, Li W, Loomes M, et al. A fused deep learning architecture for viewpoint classification of echocardiography [J]. Information Fusion, 2016, 36: 103-113.

[24] Archana M, Reddy D G. Identification of intra-cardiac masses based on advancedacm segmentation using multiclass SVM classifier [J]. International Journal for Scientific Research & Development, 2016, 4 (5): 387-391.

[25] Begum R, Ramesh M. Detection of cardiomyopathy using support vector machine and artificial neural network [J]. International Journal of Computer Applications, 2016, 133 (14): 29-34.

[26] Roza V C C, Almeida A M D, Postolache O A. Design of an artificial neural network and feature extraction to identify arrhythmias from ECG [C] // 2017 IEEE International Symposium on Medical Measurements and Applications. IEEE, 2017, 391-396.

[27] Pandey S K, Janghel R R. ECG arrhythmia classification using artificial neural networks [C] //Proceedings of 2nd International Conference on Communication, Computing and Networking. Springer, 2019: 645-652.

[28] Dewangan N K, Shukla S P. ECG arrhythmia classification using discrete wavelet transform and artificial neural network [C] //2016 IEEE International Conference on Recent Trends in Electronics, Information & Communication Technology. IEEE, 2016: 1892-1896.

[29] Taha, Z K. Feature extraction and classification for ecg signals processing based on stationary multiwavelet transform and artificial neural network [J]. AL-Mansour Journal, 2018, 29: 85-101.

[30] Abdalla F Y O, Wu L, Ullah H, et al. ECG arrhythmia classification using artificial intelligence and nonlinear and nonstationary decomposition [J]. Signal, Image and Video Processing, 2019, 13 (7): 1283-1291.

[31] Shakeel P M, Baskar S, Sampath R, et al. Echocardiography image segmentation using feed forward artificial neural network (FFANN) with fuzzy multi-scale edge detection (FMED) [J]. International Journal of Signal and Imaging Systems Engineering, 2019, 11 (5): 270-278.

[32] Upendra K E T, Ranaweera G A C, Samaradiwakara N H A P, et al. Artificial neural network application in classifying the left ventricular function of the human heart using echocardiography [C] //

2018 National Information Technology Conference. 2018：1-6.

[33] PyakillyaB，Kazachenko N，Mikhailovsky N. Deep learning for ECG classification [J] . Journal of Physics Conference Series，2017，913：012004.

[34] Mousavi S，Afghah F，UR Acharya. Inter-and intra-patient ECG heartbeat classification for arrhythmia detection：a sequence to sequence deep learning approach [C] // ICASSP 2019-2019 IEEE International Conference on Acoustics，Speech and Signal Processing. IEEE，2019：1308-1312.

[35] Zhang Q，Zhou D，Zeng X. HeartID：A multiresolution convolutional neural network for ECG-based biometric human identification in smart health applications [J] . Ieee Access，2017，5：11805-11816.

[36] Banerjee S，Mitra M. Cross wavelet transform based analysis of electrocardiogram signals [J] . Int J Electr Electron ComputEng，2012，1 (2)：88-92.

[37] Wu Z，Ding X，Zhang G. A novel method for classification of ECG arrhythmias using deep belief networks [J] . International Journal of Computational Intelligence and Applications，2016，15 (04)：1650021.

[38] Mathews S M，Kambhamettu C，Barner K E. A novel application of deep learning for single-lead ECG classification [J] . Computers in Biology and Medicine，2018，99：53-62.

[39] Baloglu U B，Talo M，Yildirim O，et al. Classification of myocardial infarction with multi-lead ECG signals and deep CNN [J] . Pattern Recognition Letters，2019，122：23-30.

[40] Acharya U R，Fujita H，Sudarshan V K，et al. Automated detection and localization of myocardial infarction using electrocardiogram：a comparative study of different leads [J] . Knowledge-Based Systems，2016，99：146-156.

[41] Liu Z，Meng X A，Cui J，et al. Automatic identification of abnormalities in 12-lead ECGs using expert features and convolutional neural networks [C] //2018 International Conference on Sensor Networks and Signal Processing. IEEE，2018：163-167.

[42] Liu W，Huang Q，Chang S，et al. Multiple-feature-branch convolutional neural network for myocardial infarction diagnosis using electrocardiogram [J] . Biomedical Signal Processing and Control，2018，45：22-32.

[43] Acharya U R，Fujita H，Oh S L，et al. Application of deep convolutional neural network for automated detection of myocardial infarction using ECG signals [J] . Information Sciences，2017，415：190-198.

[44] Yildirim Ö，Pławiak P，Tan R S，et al. Arrhythmia detection using deep convolutional neural network with long duration ECG signals [J] . Computers in Biology and Medicine，2018，102：411-420.

[45] Fan X，Yao Q，Cai Y，et al. Multiscaled fusion of deep convolutional neural networks for screening atrial fibrillation from single lead short ECG recordings [J] . IEEE Journal of Biomedical and Health Informatics，2018，22 (6)：1744-1753.

[46] Sannino G，Pietro G D. A deep learning approach for ECG-based heartbeat classification for arrhythmia detection [J] . Future Generation Computer Systems，2018，86：446-455.

[47] Hannun A Y，Rajpurkar P，Haghpanahi M，et al. Cardiologist-level arrhythmia detection and classi-

fication in ambulatory electrocardiograms using a deep neural network [J] . Nature Medicine, 2019, 25 (1): 65.

[48] Nurmaini S, Umi Partan R, Caesarendra W, et al. An automated ecg beat classification system using deep neural networks with an unsupervised feature extraction technique [J] . Applied Sciences, 2019, 9 (14): 2921.

[49] Khatibi T, Rabinezhadsadatmahaleh N. Proposing feature engineering method based on deep learning and K-NNs for ECG beat classification and arrhythmia detection [J] . Physical and Engineering Sciences in Medicine, 2019, 43 (1): 49-68.

[50] Wang G, Zhang C, Liu Y, et al. A global and updatable ECG beat classification system based on recurrent neural networks and active learning [J] . Information Sciences, 2019, 501: 523-542.

[51] Yildirim Ö. A novel wavelet sequence based on deep bidirectional LSTM network model for ECG signal classification [J] . Computers in Biology and Medicine, 2018, 96: 189-202.

[52] Tan J H, Hagiwara Y, Pang W, et al. Application of stacked convolutional and long short-term memory network for accurate identification of CAD ECG signals [J] . Computers in Biology and Medicine, 2018, 94: 19-26.

[53] Chauhan S, Vig L. Anomaly detection in ECG time signals via deep long short-term memory networks [C] //2015 IEEE International Conference on Data Science and Advanced Analytics. IEEE, 2015: 1-7.

[54] Jia D, Zhao W, Hu J, et al. Detection of first-degree atrioventricular block on variable-length electrocardiogram via a multimodal deep learning method [C] //2019 Computing in Cardiology. IEEE, 2019: 1-4.

[55] Sujadevi V G, Soman K P, Vinayakumar R. Real-time detection of atrial fibrillation from short time single lead ECG traces using recurrent neural networks [C] //The International Symposium on Intelligent Systems Technologies and Applications. Springer, Cham, 2017: 212-221.

[56] Xu S, Li J, Liu K, et al. A parallel GRU recurrent network model and its application to multi-channel time-varying signal classification [J] . IEEE Access, 2019, 7: 118739-118748.

[57] Xiao R, Xu Y, Pelter M M, et al. A deep learning approach to examine ischemic ST changes in ambulatory ECG recordings [J] . AMIA Summits on Translational Science Proceedings, 2018, 256-262.

[58] Abrishami H, Campbell M, Han C, et al. P-qrs-t localization in ecg using deep learning [C] //2018 IEEE EMBS International Conference on Biomedical & Health Informatics. IEEE, 2018: 210-213.

[59] Mitrokhin M, Kuzmin A, Mitrokhina N, et al. Deep learning approach for qrs wave detection in ecg monitoring [C] //2017 IEEE 11th International Conference on Application of Information and Communication Technologies. IEEE, 2017: 1-3.

[60] Xiang Y, Lin Z, Meng J. Automatic QRS complex detection using two-level convolutional neural network [J] . Biomedical engineering online, 2018, 17 (1): 13.

[61] Chen W, Liu G, Su S, et al. A CHF detection method based on deep learning with RR intervals [C] //2017 39th Annual International Conference of the IEEE Engineering in Medicine and Biology Society. IEEE, 2017: 3369-3372.

[62] Dezaki F T, Liao Z, Luong C, et al. Cardiac phase detection in echocardiograms with densely gated

recurrent neural networks and global extrema loss [J] . IEEE Transactions on Medical Imaging, 2018, 38 (8): 1821-1832.

[63] Østvik A, Smistad E, Espeland T, et al. Automatic myocardial strain imaging in echocardiography using deep learning [C] //Deep Learning in Medical Image Analysis and Multimodal Learning for Clinical Decision Support. Lecture Notes in Computer Science, Springer, Cham, 2018, 11045: 309-316.

[64] Vaseli H, Liao Z, Abdi A H, et al. Designing lightweight deep learning models for echocardiography view classification [C] //Medical Imaging 2019: Image-Guided Procedures, Robotic Interventions, and Modeling. International Society for Optics and Photonics, 2019: 109510F.

[65] Andreassen B S, Veronesi F, Gerard O, et al. Mitral annulus segmentation using deep learning in 3-d transesophageal echocardiography [J] . IEEE Journal of Biomedical and Health Informatics, 2020, 24 (4): 994-1003.

[66] Kusunose K, Abe T, Haga A, et al. A deep learning approach for automated diagnosis of regional wall motion abnormality on echocardiography: a preliminary study [J] . Circulation, 2018, 138 (1): A11136-A11136.

[67] Smistad E, Ostvik A, Salte I M, et al. Fully automatic real-time ejection fraction and mapse measurements in 2d echocardiography using deep neural networks [C] // 2018 IEEE International Ultrasonics Symposium. IEEE, 2018, 1-4.

[68] Silva J F, Silva J M, Guerra A, et al. Ejection fraction classification in transthoracic echocardiography using a deep learning approach [C] // 2018 IEEE 31st International Symposium on Computer-Based Medical Systems. IEEE, 2018, 123-128.

[69] Jafari M H, Girgis H, Liao Z, et al. A unified framework integrating recurrent fully-convolutional networks and optical flow for segmentation of the left ventricle in echocardiography data [C] // Deep Learning in Medical Image Analysis and Multimodal Learning for Clinical Decision Support. Lecture Notes in Computer Science, Springer, Cham, 2018, 11045: 29-37.

[70] Wu M, Lu Y, Yang W, et al. A Study on Arrhythmia via ECG Signal Classification Using the Convolutional Neural Network [J] . Frontiers in Computational Neuroscience, 2021, 14: 564015.

[71] Kiranyaz S, Ince T, Gabbouj M. Real-time patient-specific ECG classification by 1-D convolutional neural networks [J] . IEEE Transactions on Biomedical Engineering, 2015, 63 (3): 664-675.

[72] Schwab P, Scebba G C, Zhang J, et al. Beat by beat: Classifying cardiac arrhythmias with recurrent neural networks [C] //2017 Computing in Cardiology. IEEE, 2017, 1-4.

[73] Acharya U R, Oh S L, Hagiwara Y, et al. A deep convolutional neural network model to classify heartbeats [J] . Computers in Biology and Medicine, 2017, 89: 389-396.

[74] Nahar J, Imam T, Tickle K S, et al. Computational intelligence for heart disease diagnosis: A medical knowledge driven approach [J] . Expert Systems with Applications, 2013, 40 (1): 96-104.

[75] Bansal A, Joshi R. Portable out-of-hospital electrocardiography: A review of current technologies [J] . Journal of Arrhythmia, 2018, 34 (2): 129-138.

[76] Sigg, Daniel C, Iaizzo, et al. Cardiac Electrophysiology Methods and Models [M] . Springer, 2010.

[77] Garabelli P, Stavrakis S, Albert M, et al. Comparison of QT interval readings in normal sinus rhythm between a smartphone heart monitor and a 12-lead ECG for healthy volunteers and inpatients receiving sotalol or dofetilide [J]. Journal of cardiovascular electrophysiology, 2016, 27 (7): 827-832.

[78] 徐银. ECG 心跳分类算法及高能效架构研究 [D]. 浙江大学, 2018: 5-25.

[79] 梁晖. 房室传导阻滞的心电图诊断研究 [J]. 中国医药指南, 2017, 15 (13): 73.

[80] Acharya U R, Fujita H, Lih O S, et al. Automated detection of arrhythmias using different intervals of tachycardia ECG segments with convolutional neural network [J]. Information Sciences, 2017, 405: 81-90.

[81] 李端. 面向智慧医疗的生物电信号分类识别算法研究 [D]. 北京邮电大学, 2018.

[82] Xu S S, Mak M W, Cheung C C. Towards end-to-end ECG classification with raw signal extraction and deep neural networks [J]. IEEE Journal of Biomedical and Health Informatics, 2018, 23 (4): 1574-1584.

[83] Bai S, Kolter J Z, Koltun V. An empirical evaluation of generic convolutional and recurrent networks for sequence modeling [J]. Preprint ArXiv, 2018: 1803. 01271.

[84] Belo D, Bento N, Silva H, et al. ECG biometrics using RNN and CNN [J]. Research Square. 2020: 1-19.

[85] 程佩青. 数字信号处理教程 [M]. 北京: 清华大学出版社, 2015.

[86] He K, Zhang X, Ren S, et al. Deep residual learning for image recognition [C] //Proceedings of the IEEE Conference on Computer Vision and Pattern Recognition. 2016: 770-778.

[87] Salimans T, Kingma D P. Weight normalization: A simple reparameterization to accelerate training of deep neural networks [J]. Advances in Neural Information Processing Systems, 2016, 29: 901-909.

[88] Srivastava N, Hinton G, Krizhevsky A, et al. Dropout: asimple way to prevent neural networks from overfitting [J]. Journal of Machine Learning Research, 2014, 15 (1): 1929-1958.

[89] Salloum R, Kuo C C J. ECG-based biometrics using recurrent neural networks [C] //2017 IEEE International Conference on Acoustics, Speech and Signal Processing. IEEE, 2017: 2062-2066.

[90] Luo C, Jiang H, Li Q, et al. Multi-label classification of abnormalities in 12-lead ECG using 1D CNN and LSTM [C] //Machine Learning and Medical Engineering for Cardiovascular Health and Intravascular Imaging and Computer Assisted Stenting. Springer, Cham, 2019, 11794: 55-63.

[91] 王玲, 郑建平, 黄琦磊. 动态心电图与常规心电图在冠心病中的应用价值对比 [J]. 实用心脑肺血管病杂志, 2016, 24 (B04): 242-243.

[92] 李嘉. 基于卷积神经网络的心律失常自动分类关键技术研究 [D]. 吉林大学, 2019: 50-55.

[93] 查雪帆, 杨丰, 吴俣南等. 结合迁移学习与深度卷积网络的心电分类研究 [J]. 中国医学物理学杂志, 2018, 35 (11): 1307-1312.

[94] Michielli N, Acharya U R, Molinari F. Cascaded LSTM recurrent neural network for automated sleep stage classification using single-channel EEG signals [J]. Computers in Biology and Medicine, 2019, 106: 71-81.

[95] 张新民．临床心电图分析与诊断．2版［M］．北京：人民卫生出版社，2018.

[96] 陈继生，王达开，许军荣．常规心电图与动态心电图诊断冠心病伴心律失常的效果比较［J］．实用临床医药杂志，2016，20（11）：106-107.

[97] Ren S，He K，Girshick R，et al. Faster R-CNN：Towards real-time object detection with region proposal networks［C］//Advances in Neural Information Processing Systems. 2015：91-99.

[98] Simonyan K，Zisserman A. Very deep convolutional networks for large-scale image recognition［J］．2014，preprint arXiv：1409. 1556.

[99] Hu Q，Zhai L. RGB-D image multi-target detection method based on 3D DSF R-CNN［J］．International Journal of Pattern Recognition and Artificial Intelligence，2019，33（8）：1954026. 1-15.

[100] Liu S，Ban H，Song Y，et al. Method for detecting Chinese texts in natural scenes based on improved Faster R-CNN［J］．International Journal of Pattern Recognition and Artificial Intelligence，2019，34（2）：2053002.

[101] 熊鹏．基于深度学习的心电信号降噪和T波自动检测研究［D］．燕山大学，2016.

[102] Lih O S，Ng E Y K，San T R，et al. Automated diagnosis of arrhythmia using combination of CNN and LSTM techniques with variable length heart beats［J］．Computers in Biology & Medicine，2018，102：278-287.

[103] Çınar A，Tuncer S A. Classification of normal sinus rhythm，abnormal arrhythmia and congestive heart failure ECG signals using LSTM and hybrid CNN-SVM deep neural networks［J］．Computer methods in biomechanics and biomedical engineering，2020，24（2）：203-214.

[104] Shaker A M，Tantawi M，Shedeed H A，et al. Generalization of Convolutional Neural Networks for ECG Classification Using Generative Adversarial Networks［J］．IEEE Access，2020，8：35592-35605.

[105] Yang P，Wang D，Zhao W B，et al. Ensemble of kernel extreme learning machine based random forest classifiers for automatic heartbeat classification［J］．Biomedical Signal Processing and Control，2021，63：102138.

[106] Naz M，Shah J H，Khan M A，et al. From ECG signals to images：a transformation based approach for deep learning［J］．PeerJ Computer Science，2021，7：e386.

[107] 王露笛．心律失常与心力衰竭智能诊断方法研究［D］．北京邮电大学，2019：14-20.

[108] 樊小毛．动态心电心律失常智能检测方法及高性能计算研究［D］．中国科学院大学（中国科学院深圳先进技术研究院），2018.

[109] 杨建军．数字心电图机检定中的问题、对策及临床意义分析［J］．计量与测试技术，2016，2：17-19.

[110] Abrishami H，Han C，Zhou X，et al. Supervised ecg interval segmentation using lstm neural network［C］//Proceedings of the International Conference on Bioinformatics & Computational Biology. The Steering Committee of The World Congress in Computer Science，Computer Engineering and Applied Computing，2018，71-77.

[111] Peimankar A，Puthusserypady S. An ensemble of deep recurrent neural networks for p-wave detec-

tion in electrocardiogram [C] //2019 IEEE International Conference on Acoustics, Speech and Signal Processing. IEEE, 2019, 1284-1288.

[112] Malali A, Hiriyannaiah S, Siddesh G M, et al. Supervised ECG wave segmentation using convolutional LSTM [J]. ICT Express, 2020, 6 (3): 166-169.

[113] Sehirli E, Turan M K. A Novel Method for Segmentation of QRS Complex on ECG Signals and Classify Cardiovascular Diseases via a Hybrid Model Based on Machine Learning [J]. International Journal of Intelligent Systems and Applications in Engineering, 2021, 9 (1): 12-21.

[114] Goldberger A L. 临床心电图快速入门. 7 版 [M]. 鹿克风. 济南: 山东科学技术出版社, 2014.

[115] Heo R, Hong G R, Kim Y J, et al. Automated quantification of left atrial size using three-beat averaging real-time three dimensional Echocardiography in patients with atrial fibrillation [J]. Cardiovascular Ultrasound, 2015, 13 (1): 1-9.

[116] Kedan I, Ciozda W, Palatinus J A, et al. Prognostic value of point-of-care ultrasound during cardiac arrest: a systematic review [J]. Cardiovascular Ultrasound, 2020, 18 (1): 1-10.

[117] 陶攀, 付忠良, 朱锴等. 基于深度学习的超声心动图切面识别方法 [J]. 计算机应用, 2017, 5: 1434-1438.

[118] Tufvesson J, Hedström E, Stedingehrenborg K, et al. Validation and development of a new automatic algorithm for time resolved segmentation of the left ventricle in magnetic resonance imaging [J]. Journal of Cardiovascular Magnetic Resonance, 2015, 1: 1-3.

[119] 王新房. 超声心动图学. 4 版 [M]. 北京: 人民卫生出版社, 2009.

[120] Papadopoulos C H, Oikonomidis D, Lazaris E, et al. Echocardiography and Cardiac Arrhythmias [J]. Hellenic Journal of Cardiology, 2017, 59 (3): 140-149.

[121] 杨娇, 杨娅. 超声心动图评价心房颤动患者左心房、左心室结构及功能的研究进展 [J]. 心血管外科杂志 (电子版), 2016, 5 (1): 22-25.

[122] 龚渭冰. 超声诊断学. 3 版 [M]. 北京: 科学出版社, 2016.

[123] Tao Q, Piers SR, Lamb HJ, et al. Automated left ventricle segmentation in late gadolinium-enhanced MRI for objective myocardial scar assessment [J]. Journal of Magnetic Resonance Imaging, 2015, 42 (2): 390-399.

[124] Luo Y G, Ko J K, Shi L, et al. Myocardial iron loading assessment by automatic left ventricle segmentation with morphological operations and geodesic active contour on t2 * images [J]. Scientific Reports, 2015, 5 (1): 12438.

[125] Asch F M, Abraham T, Jankowski M, et al. Accuracy and reproducibility of a novel artificial intelligence deep learning-based algorithm for automated calculation of ejection fraction in echocardiography [J]. Journal of the American College of Cardiology, 2019, 73 (9): 1447.

[126] Santiago C, Nascimento J C, Marques J S. Fast segmentation of the left ventricle in cardiac MRI using dynamic programming [J]. Computer Methods & Programs in Biomedicine, 2018, 154: 9.

[127] Kwon JM, Kim KH, Jeon KH, et al. Deep learning for predicting in-hospital mortality among heart disease patients based on echocardiography [J]. Echocardiography, 2019, 36 (2):

213-218.

[128] Vargas-Quintero L，Escalante-Ramírez，Boris，et al. Left ventricle segmentation in fetal echocardiography using a multi-texture active appearance model based on the steered Hermite transform [J]. Computer Methods & Programs in Biomedicine，2016，137：231-245.

[129] Long J，Shelhamer E，Darrell T. Fully convolutional networks for semantic segmentation [J]. IEEE Transactions on Pattern Analysis and Machine Intelligence，2015，39 (4)：640-651.

[130] Zhang J，Lu C，Wang J，et al. Concrete cracks detection based on FCN with dilated convolution [J]. Applied Sciences，2019，9 (13)：2686.

[131] Sumeet G，Wassim M，Joshua S，et al. Automation，machine learning，and artificial intelligence in echocardiography：A brave new world [J]. Echocardiography，2018，35 (9)：1402-1418.

[132] Hu Y，Guo L，Lei B，et al. Fully Automatic Pediatric Echocardiography Segmentation Using Deep Convolutional Networks Based on BiSeNet [C] // 2019 41st Annual International Conference of the IEEE Engineering in Medicine & Biology Society (EMBC). IEEE，2019：6561-6564.

[133] Han X，Liang G. Echocardiographic Features of Patients with Coronary Heart Disease and Angina Pectoris under Deep Learning Algorithms [J]. Scientific Programming，2021：8336959.

[134] 丁玫，冯先瑞，闫媛媛，等. 超声心动图在评估左室舒张性心力衰竭患者左心形态及舒张功能中的作用 [J]. 中国老年学，2016，36 (15)：3669-3670.

[135] AlsharqiM，Woodward W，Mumith A，et al. Artificial intelligence and echocardiography [J]. Echo Research and Practice，2018，5 (4)：R115-R125.

[136] 王庭槐. 生理学. 9版 [M]. 北京：人民卫生出版社，2018.

[137] Leren I S，Saberniak J，Haland T F，et al. Combination of ECG and echocardiography for identification of arrhythmic events in early ARVC [J]. JACC：Cardiovascular Imaging，2017，10 (5)：503-513.

[138] Nagdev D，Gawande V. ECG and echocardiography changes instroke patients [J]. European Journal of Molecular & Clinical Medicine，2020，7 (11)：3515-3522.

[139] Galli E，Leclercq C，Fournet M，et al. Value of myocardial work estimation in the prediction of response to cardiac resynchronization therapy [J]. Journal of the American Society of Echocardiography，2018，31 (2)：220-230.

[140] Huang W，Wu S，Vijayaraman P，et al. Cardiac resynchronization therapy in patients with nonischemic cardiomyopathy using left bundle branch pacing [J]. Clinical Electrophysiology，2020，6 (7)：849-858.

[141] Petersen S S，Pedersen L R，Pareek M，et al. Factors associated with diagnostic discrepancy for left ventricular hypertrophy between electrocardiography and echocardiography [J]. Blood Pressure，2017，26 (1)：54-63.

[142] Poulidakis E，Aggeli C，Sideris S，et al. Echocardiography for prediction of 6-month and late response to cardiac resynchronization therapy：implementation of stress echocardiography and comparative assessment along with widely used dyssynchrony indices [J]. The International Journal of

Cardiovascular Imaging, 2019, 35 (2): 285-294.

[143] Hai O Y, Mentz R J, Zannad F, et al. Cardiac resynchronization therapy in heart failure patients with less severe left ventricular dysfunction [J] . European Journal of Heart Failure, 2015, 17 (2): 135-143.

[144] StolfoD, Tonet E, Merlo M, et al. Early right ventricular response to cardiac resynchronization therapy: impact on clinical outcomes [J] . European Journal of Heart Failure, 2016, 18 (2): 205-213.

[145] KutyifaV, Naqvi S Y, Brown M, et al. Comparison of long-term survival benefits with cardiac resynchronization therapy in patients with mild heart failure with versus without diabetes mellitus (from the multicenter automatic defibrillator implantation trial with cardiac resynchronization therapy) [J] . American Journal of Cardiology, 2018, 121 (12): 1567-1574.

[146] Van Stipdonk A M W, Ter Horst I, Kloosterman M, et al. QRS area is a strong determinant of outcome in cardiac resynchronization therapy [J] . Circulation: Arrhythmia and Electrophysiology, 2018, 11 (12): e006497.

[147] KakizakiR, Nabeta T, Ishii S, et al. Cardiac resynchronization therapy reduces left ventricular energy loss [J] . International Journal of Cardiology, 2016, 221: 546-548.

[148] Gurunathan S, Zacharias K, Akhtar M, et al. Cost-effectiveness of a management strategy based on exercise echocardiography versus exercise electrocardiography in patients presenting with suspected angina during long term follow up: a randomized study [J] . International Journal of Cardiology, 2018, 259: 1-7.

[149] Erickson C C. Discrimination of the " Athlete's Heart" from real disease by electrocardiogram and echocardiogram [J] . Cardiology in the Young, 2017, 27 (S1): S80-S88.

[150] 曹铁生，段云友．多普勒超声诊断学．2 版［M］．北京：人民卫生出版社，2014.

[151] Krizhevsky A, Sutskever I, Hinton G E. ImageNet Classification with Deep Convolutional Neural Networks [A] . Advances in Neural Information Processing Systems [C] . Curran Associates, Inc. , 2012, 25.

[152] Long J, Shelhamer E, Darrell T. Fully Convolutional Networks for Semantic Segmentation [J] . IEEE Transactions on Pattern Analysis and Machine Intelligence, 2015, 39 (4): 640-651.

[153] Ronneberger O, Fischer P, Brox T. U-Net: Convolutional Networks for Biomedical Image Segmentation [A] . Cham: Springer International Publishing, 2015: 234-241.

[154] Leclerc S, Smistad E, Pedrosa J, et al. Deep Learning for Segmentation Using an Open Large-Scale Dataset in 2D Echocardiography [J] . IEEE Transactions on Medical Imaging, 2019, 38 (9): 2198-2210.

[155] Bernard O, Lalande A, Zotti C, et al. Deep Learning Techniques for Automatic MRI Cardiac Multi-Structures Segmentation and Diagnosis: Is the Problem Solved? [J] . IEEE Transactions on Medical Imaging, 2018, 37 (11): 2514-2525.

附主要符号表

符号	代表意义	单位
PA	像素准确度	%
w_o	像素宽度	mm
h_o	像素高度	mm
Np	归一化概率分类函数	—
L_{cls}	分类损失函数	—
L_{reg}	回归损失函数	—
$O_{h/w}$	转置卷积运算输出尺寸	—
t_u	单位像素经历时间	s
h_u	单位像素幅值高度	mm
$\mathrm{EF_{LV}}$	左心室射血分数	%
S_{LAV}	左心房左心室协调性评价指标	%
S_{LV}	左心室内协调性评价指标	—
S_{LRV}	心室间协调性评价指标	—
$\mathrm{AOF_{start}}$	左心室开始射血起点时刻	—
$\mathrm{QRS_{start}}$	QRS 复合波起点时刻	—
$\mathrm{PAF_{start}}$	肺动脉射血起始点时刻	—
S_{PA}	肺动脉射血前间期	—